n-Zeit

Essen nach dem Bluttyp

Mein persönliches Fazit: Diese Diät brauche ich nicht!

Von Gudrun Holzapfel

„Ihre Blutgruppe bestimmt ihre Ernährung und Lebensweise." Diese Botschaft verbreitet der amerikanische Naturheilmediziner Dr. med. Peter D'Adamo.

Seine Bücher sind Verkaufsschlager. Bestimmte Nahrungsmittelinhaltsstoffe, schreibt er, könnten je nach Blutgruppe zu ernsten gesundheitlichen Schäden führen.

So werden bei Blutgruppe 0 – „der Jäger" viel Fleisch, Gemüse und Früchte als gut verträglich empfohlen. Weizenprodukte wegen des enthaltenen Glutens und Kuhmilchprodukte sollen gemieden werden. Oder für die häufige Blutgruppe A – „der Landwirt" soll besonders vegetarische Ernährung geeignet sein. Vielen Menschen etwa der Blutgruppe 0 liefert diese Theorie die Rechtfertigung für reichlichen Fleischverzehr. Aus ökologischer Sicht ist eine fleischbe[tonte Ernährung für die Weltb[e]völkerung nicht erreichbar. S[ie] gefährdet die Zukunft aller un[d] erhöht das Risiko für Umweltk[a]tastrophen wie Grundwasse[r]verseuchung durch Pestizide in der Landwirtschaft.

Über die Autorin

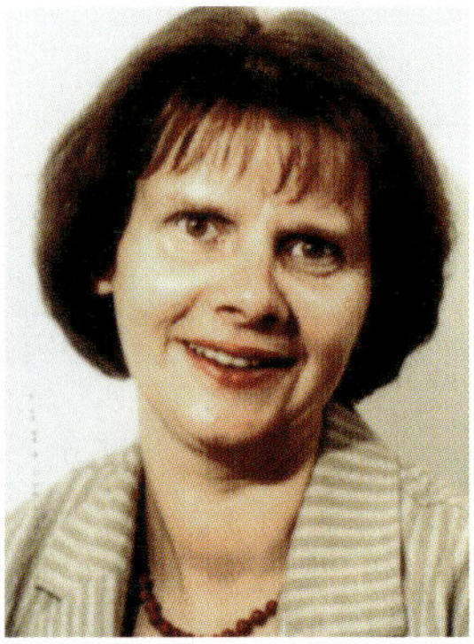

Andrea Hiller ist seit ihrer Kindheit von Zöliakie betroffen. Nach ihrem Lebensmotto »handeln ist besser als jammern« eignete sie sich über viele Jahre einen enormen Erfahrungsschatz in Sachen Zöliakie an. Es folgte eine Ausbildung zur Diätassistentin. Mir ihrem Wissen auch anderen zu helfen ist ihr ein persönliches Anliegen. So entstand neben diesem Ratgeber auch das Kochbuch »Köstlich essen bei Zöliakie«.

Andrea Hiller

Zöliakie

Mehr wissen – besser verstehen

- Beschwerdefrei leben mit der sicheren Diagnose und einer glutenfreien Ernährung

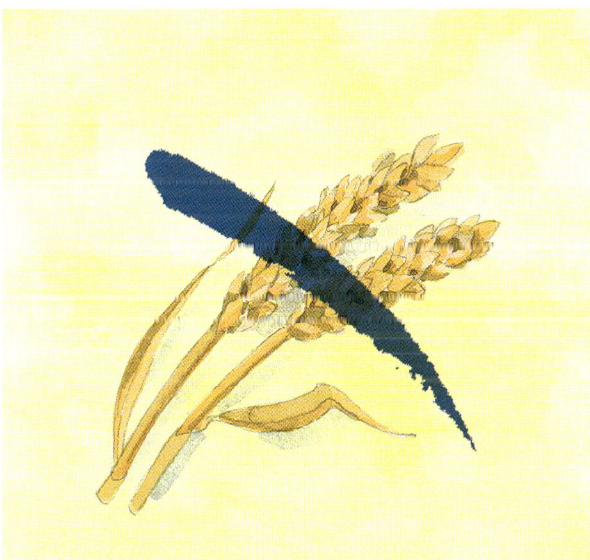

TRIAS

Inhalt

Symptome

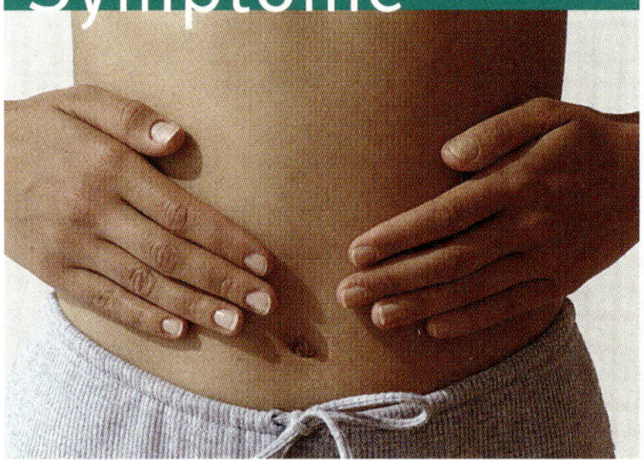

Diagnose

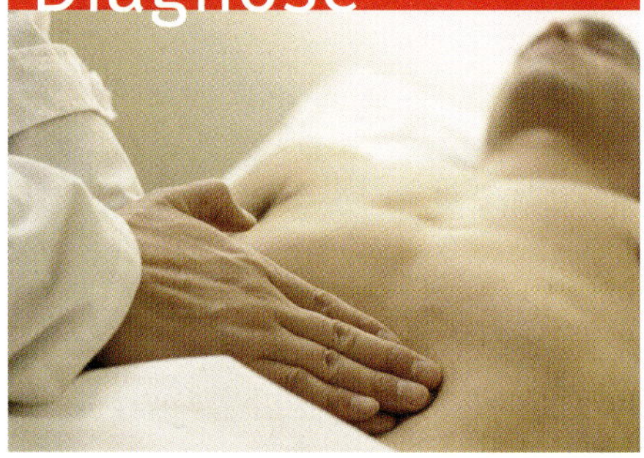

Ursachen

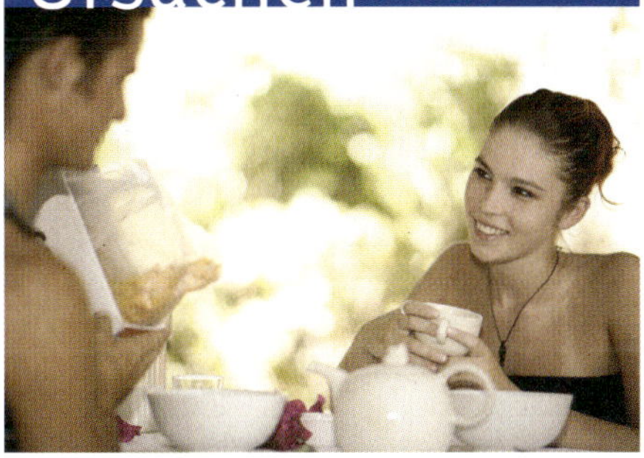

Warum entsteht Zöliakie?

Therapie

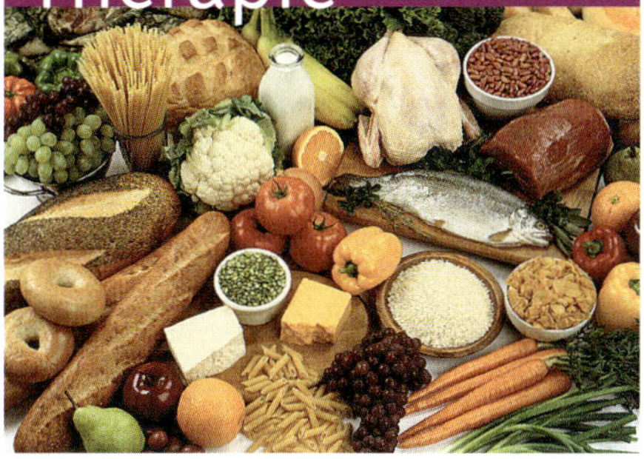

Glutenfreie Ernährung

Inhalt

Therapie

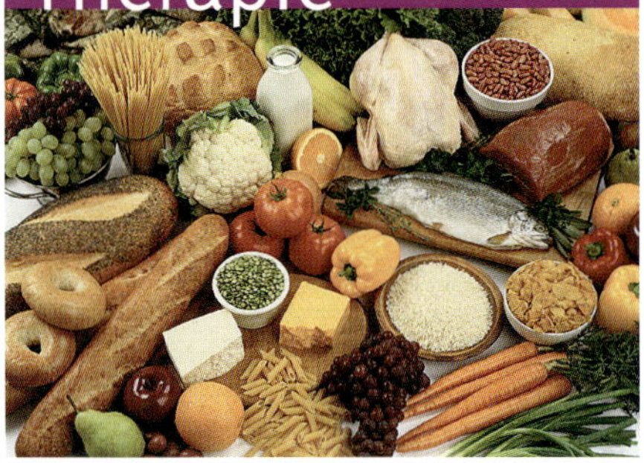

Selbsthilfe

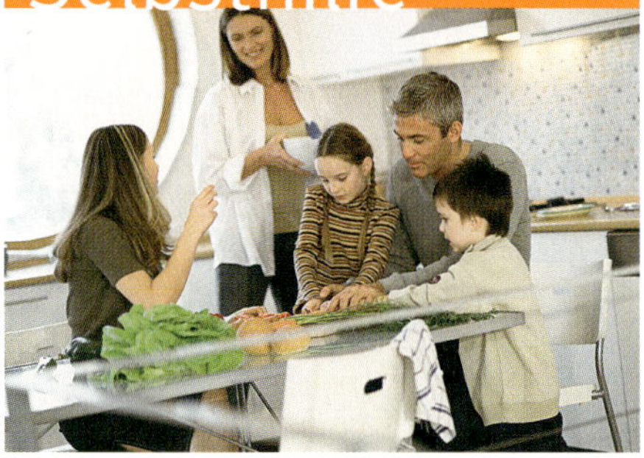

Service

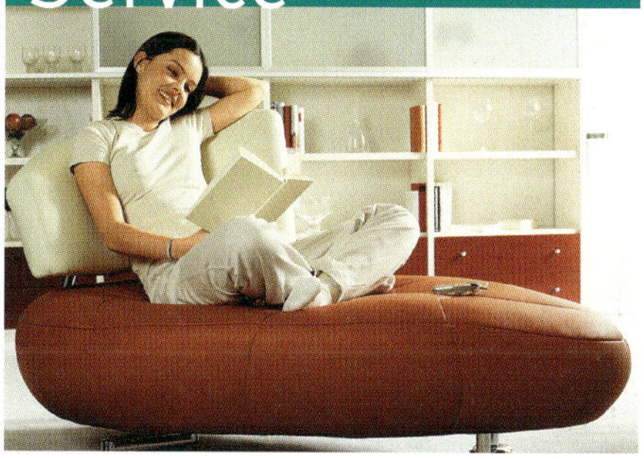

Liebe Leserin, lieber Leser,

Sie halten mit dem vorliegenden Buch eine Informationsquelle und einen Ratgeber für Menschen mit Zöliakie in den Händen. Vielleicht sind Sie selbst gerade vom Arzt gekommen und haben erfahren, dass Sie zum Kreis der Betroffenen gehören – vielleicht wurde aber auch Ihr Kind oder Enkelkind auf diese Erkrankung untersucht oder aber Sie vermuten bislang nur, dass Zöliakie die Krankheit sein könnte, die Sie betrifft.

Wie auch immer – das vorliegende Buch soll Ihnen helfen,
- Aussagen Ihres Arztes besser zu verstehen,
- Signale Ihres Körpers besser zu deuten,
- die Zöliakie erst einmal zu begreifen und
- auch anzunehmen.

Das Buch soll Ihnen die Umstellung auf die ab sofort richtige glutenfreie Ernährung erleichtern und in vielen Situationen des Alltags mit der Zöliakie Rat und Motivation sein.

Ich selbst bin seit mehr als vierzig Jahren von der Zöliakie betroffen. Seit mehr als zwanzig Jahren berate ich andere Betroffene, wenn sie neu mit der Erkrankung konfrontiert werden.

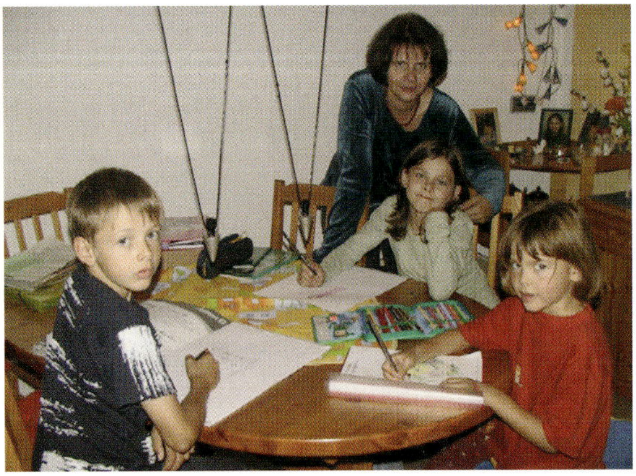

Mit diesem Buch möchte ich auch Ihre ersten, dringendsten Fragen beantworten und Sie auffordern, mit der Zöliakie zu leben, sich ganz darauf einzulassen. Zunächst ist es ein großer Schock, zu erfahren, dass nun Nahrungsmittel, die für uns alle selbstverständlich geworden sind, auf einmal schädlich sein sollen.

Bei meiner ersten Diagnosestellung 1963 gab es noch keine speziellen glutenfreien Mehlmischungen und Brote und meine Mutter stand ganz alleine vor dem Problem, wie sie mich denn ab sofort ernähren soll. Sie hat es mit sehr viel Kreativität und Zähigkeit geschafft, aus Maismehl und Stärke Backwaren herzustellen, die eine Unterlage für den Brotbelag darstellten (»Danke Mama!«) – zu den heutigen, nahezu perfekten Produkten natürlich kein Vergleich! Zwölf Jahre lang wurde ich auf diese Weise glutenfrei ernährt und dann hieß es: Die Zöliakie ist ausgeheilt.

Mit Heißhunger aß ich daraufhin alle möglichen glutenhaltigen Dinge – habe also deren Geschmack kennen gelernt. Offene Symptome hatte ich in den acht Jahren meiner Diätunterbrechung nicht. Dann, während meiner Ausbildung zur Diätassistentin die zweite Diagnose, für mich eher unerwartet. Ich kenne also den von Ihnen empfundenen Schock! Meine Mutter fürchtete besonders, dass ich wiederum als »Versuchskaninchen« dienen sollte, wie vor vielen Jahren als die »Coeliakie« noch als eine sehr seltene Kinderkrankheit galt. Heute lässt es sich eigentlich ganz gut mit der Erkrankung leben. Klar, es erfordert täglich neue Disziplin und oft geht einem der Gedanke durch den Kopf »warum gerade ich«? Dann schauen Sie sich bitte einmal bewusst um: Es gibt so viele wirklich schlimme Krankheiten, die nur mit starken Medikamenten oder sogar Operationen behandelt werden können – ja sogar Erkrankungen, die gar nicht therapierbar sind.

Wir haben es bei unserer Zöliakie selbst in der Hand – wir kennen unseren Feind – wir können etwas dagegen tun! Packen Sie Ihre Chance. Wenn Sie Ihre Erkrankung im Griff und vollständig akzeptiert haben, sagen auch Sie sicher immer öfter: »Zöliakie – na und?«

Ihre
Andrea Hiller

Symptome

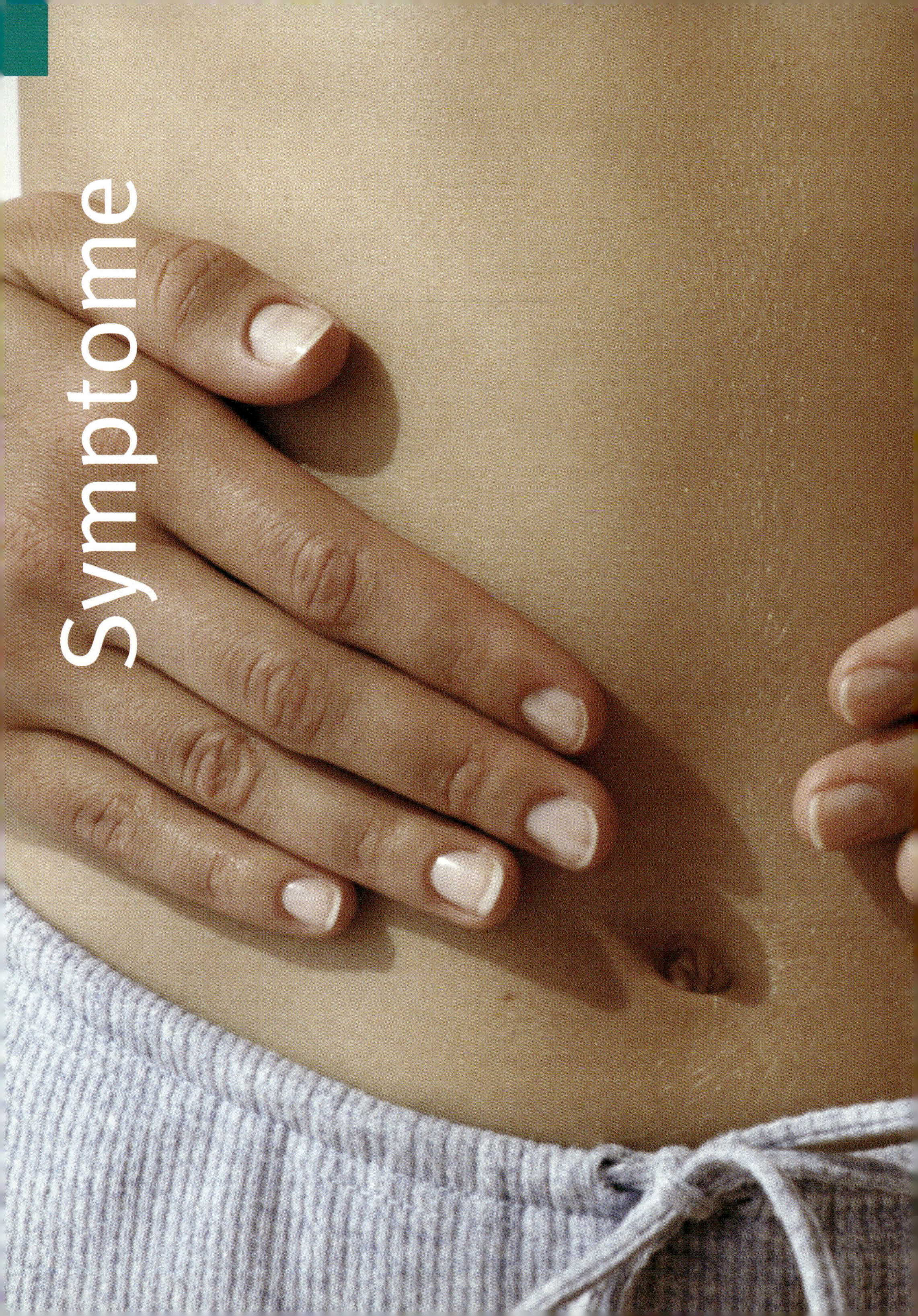

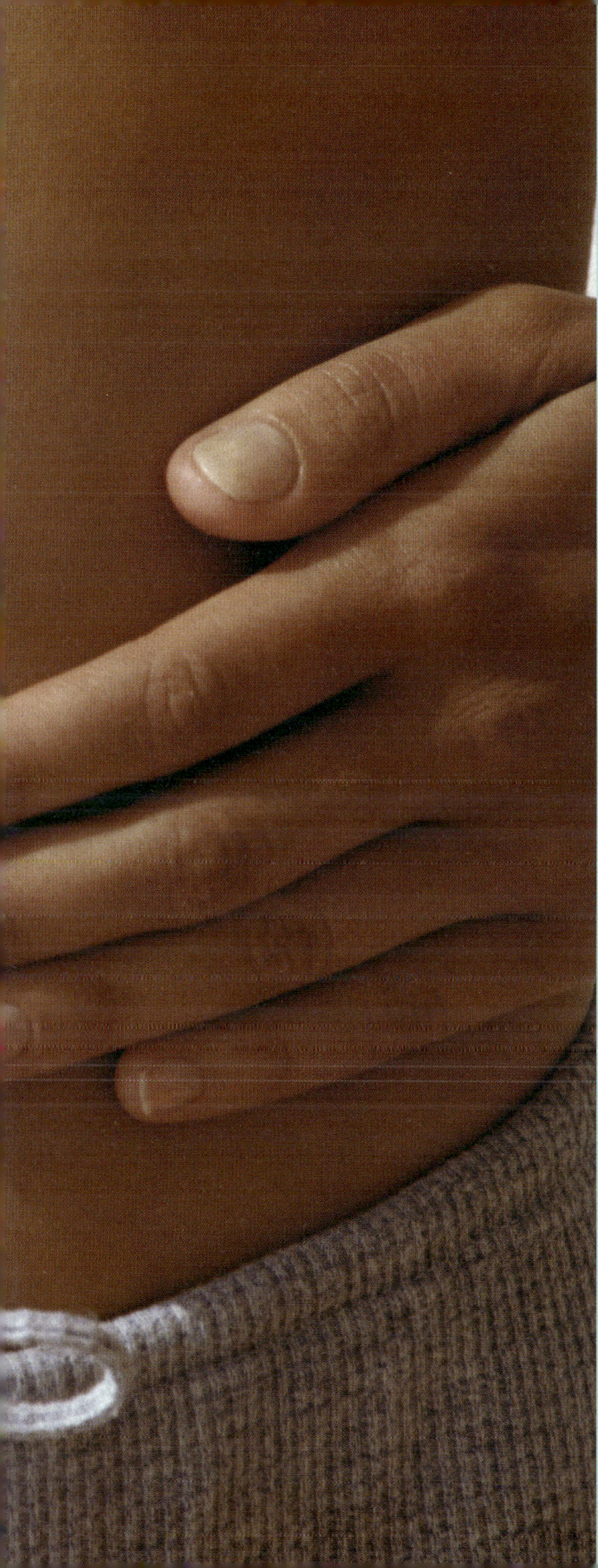

Wie zeigt sich Zöliakie?

Haben Sie häufig Bauchschmerzen und Blähungen, sind müde und antriebslos und nehmen ab, obwohl Sie genug essen? Diese und weitere im Kapitel beschriebene Zeichen können auf eine Zöliakie hinweisen, das heißt: Sie vertragen das in Getreide enthaltene Gluten nicht.

Was ist Zöliakie?

Menschen mit Zöliakie vertragen das Klebereiweiß Gluten, das in Getreide vorkommt, nicht.

Zöliakie ist eine Erkrankung, die primär unsere Verdauungsorgane betrifft: Unser Körper kann das Getreideeiweiß Gluten nicht vertragen, das in Weizen, Roggen, Gerste und Hafer vorkommt. Die Erkrankung spielt sich hauptsächlich im Dünndarm ab. Dieser ist mit 5–6 m Länge der längste

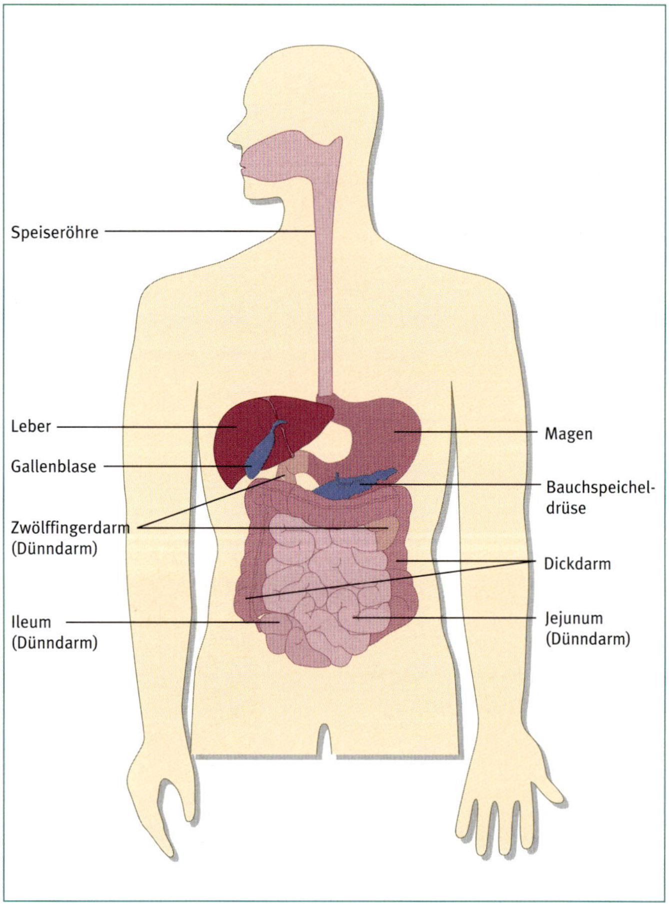

▶ Das menschliche Verdauungssystem.

Abschnitt unseres Verdauungssystems. Eine Übersicht über den Aufbau unseres Verdauungssystems gibt die Abbildung auf der linken Seite.

Wie funktioniert unser Dünndarm?

Eine der Hauptaufgaben des Dünndarms besteht darin, die zu kleinsten Bausteinen verdauten Nährstoffe über die Dünndarmschleimhaut ins Blut zu schleusen. Diesen Vorgang nennt man Resorption. Der Dünndarm hat zur Erfüllung dieser Aufgabe einen ganz eigenen Aufbau. Die Darmwand ist in Falten gelegt und die Schleimhaut mit fingerförmigen Ausstülpungen (so genannten Darmzotten) versehen. Auf diesen Ausstülpungen sitzt wiederum ein Bürstensaum, in dem wichtige Enzyme zur Verdauung gebildet werden.

Dieser spezielle Aufbau gewährleistet eine Oberflächenvergrößerung des Darmes etwa auf die Größe eines Tennisfeldes. Eine so große Fläche wird benötigt, um alle Nährstoffe der Nahrung vom Darm ins Blut zu befördern. Diesen Aufbau veranschaulicht die nebenstehende Zeichnung.

▼ Die Oberfläche des gesunden Dünndarms ist durch zahlreiche Auffaltungen stark vergrößert. Im kranken Dünndarm sind die Zotten abgeflacht und die Schleimhaut entzündet. Ein Nährstoffmangel und zahlreiche Beschwerden sind die Folge.

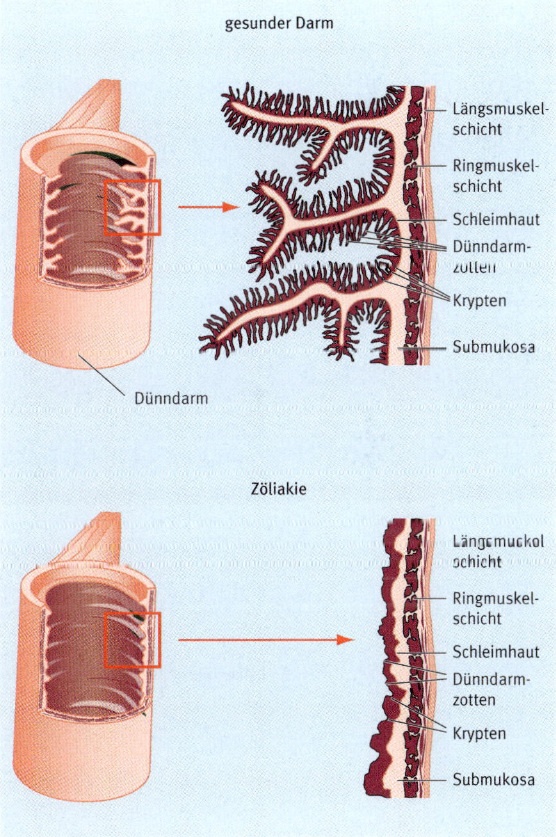

Was passiert im Darm bei Zöliakie?

Nimmt nun ein Mensch mit Glutenunverträglichkeit dieses Getreideeiweiß mit der Nahrung auf, wird der typische Aufbau der Dünndarmschleimhaut zerstört. Folgende Veränderungen treten auf:

- Die Zotten flachen ab bis zum völligen Fehlen (= Zottenatrophie).
- Es entstehen Entzündungen in der Schleimhaut.
- Und die Zwischenräume der Zotten, die so genannten Krypten, vertiefen sich.

Die so veränderte Schleimhaut kann nicht mehr ausreichend Enzyme zur Verdauung bilden und auch nicht mehr rasch genug die Nährstoffe aufnehmen. Als Folge entstehen Nährstoff-, Vitamin- und Mineralstoffmängel. Die entzündete, gereizte Darmschleimhaut führt zu weiteren Beschwerden.

Das Immunsystem ist mitbeteiligt

Die Zöliakie hat viele Namen: Herter-Heubnersche Erkrankung, einheimische Sprue, gluteninduzierte Enteropathie; international spricht man von Coeliac Disease.

Die Zöliakie ist keine klassische Nahrungsmittelallergie, jedoch ist das Immunsystem an der Reaktion beteiligt. Es werden sowohl Antikörper gegen Gluten gebildet, als auch Antikörper gegen eigenes Gewebe, welche letztlich zum Zottenschwund führen. Daher wird die Zöliakie zu den Autoimmunerkrankungen gezählt.

Welche Rolle spielt Vererbung?

Die Zöliakie tritt familiengehäuft auf, das heißt, in bestimmten Familien sind mehrere Menschen davon betroffen. Diese familiäre Häufung deutet schon darauf hin, dass die Erkrankung genetisch mitbedingt ist, also unsere Erbanlagen bestimmen, ob bei uns die Erkrankung auftreten kann oder nicht. Jeder Mensch, bei dem Zöliakie auftritt, hat eine bestimmte genetische Veranlagung. Aber nicht bei jedem Menschen mit dieser Veranlagung muss die Zöliakie auch tatsächlich in Erscheinung treten. Diese Zusammenhänge werden im Ursachen-Kapitel noch ausführlich dargestellt.

Oft werden in der direkten Verwandtschaft von Zöliakie-Betroffenen andere Autoimmunerkrankungen gehäuft festgestellt.

Die Glutenunverträglichkeit kann in jedem Alter erstmalig auftreten – ab diesem Zeitpunkt bleibt die Zöliakie bestehen.

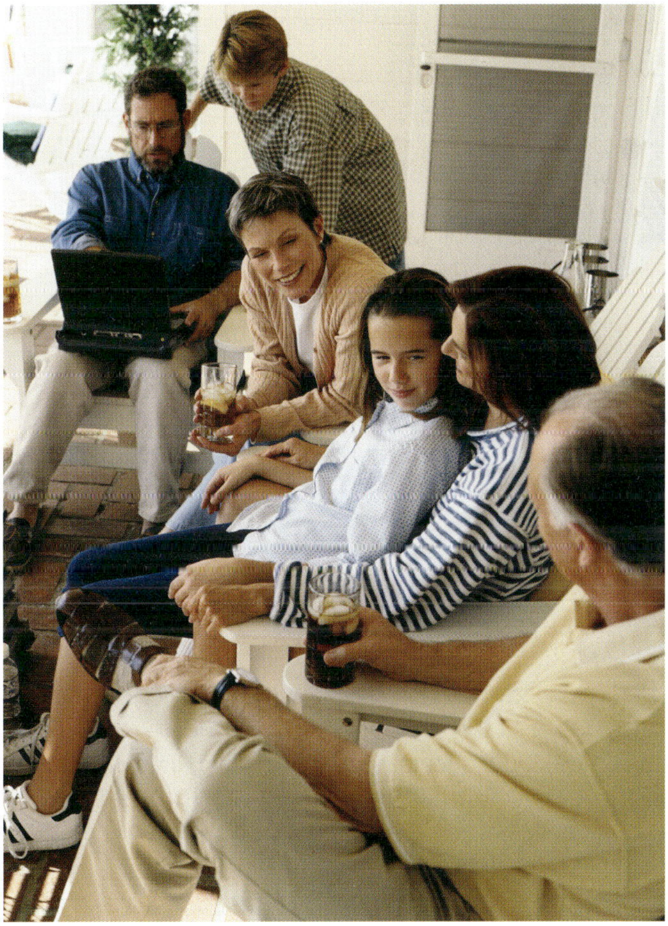

Da die Veranlagung zur Zöliakie vererbt wird, tritt die Erkrankung in einigen Familien gehäuft auf und in anderen gar nicht.

Krankheitszeichen

Das Getreideeiweiß Gluten schädigt die Dünndarmschleimhaut, aber die Erkrankung kann sich über die unterschiedlichsten Beschwerden äußern. Auch macht sich die Zöliakie, wenn sie bereits beim Kind aktiv wird, oft anders bemerkbar als beim Erwachsenen.

Erste Anzeichen bei Kindern treten oft schon bei der Umstellung von Milchnahrung auf getreidehaltiges Essen auf und zeigen sich dann sehr typisch durch heftige Durchfälle und Gedeihstörungen. Bleibt die Zöliakie unentdeckt, kann sich relativ rasch das Aussehen eines Hunger-Kindes entwickeln.

Leidet mein Kind an Zöliakie?

Mehrere Zöliakie-Symptome können gleichzeitig auftreten oder es werden nur einzelne Symptome bemerkt.

An eine Zöliakie bei Ihrem Kind sollten Sie denken, wenn:

- Ihr Kind nicht ausreichend wächst,
- Ihr Kind Gewicht verliert oder nicht weiter zunimmt, obgleich es ausreichend isst,
- Ihr Kind immer wieder über Bauchschmerzen klagt bzw. Ihr Baby viel schreit und auch im zweiten Lebenshalbjahr häufig Blähungen hat,
- Ihr Kind auffällig blass und müde ist,
- sehr häufig Stuhlgang in der Windel ist, der massig, fettig oder gärig wirkt und meist sehr hell gefärbt ist
- der Bauch aufgetrieben wirkt, die Arme und Beine dagegen sehr mager,
- die Muskulatur auffällig schwach entwickelt ist,
- Entzündungen der Mundschleimhaut auftreten,
- Ihr Kind oft ohne Grund missmutig ist,
- eine erhöhte Infekt-Anfälligkeit vorliegt.

Eher selten sind Erbrechen oder Verstopfung.

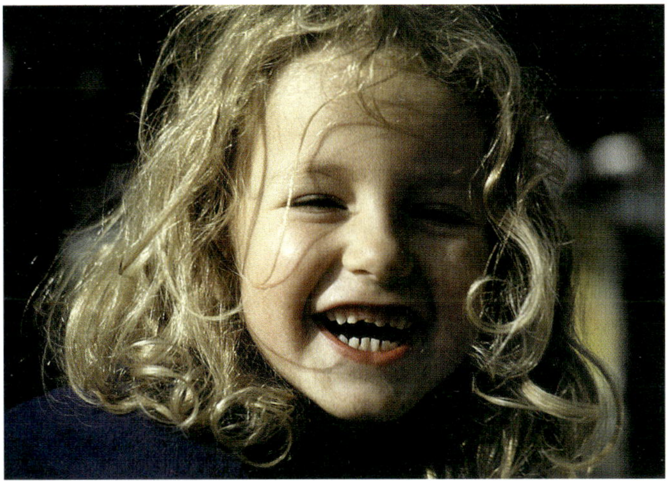

◀ Es gibt typische Zeichen, die auf eine Zöliakie im Kindesalter hindeuten.

AUS DEM LEBEN

Die Mutter eines Zöliakie-Kindes berichtet

»Felix war bei der Geburt ein großer, kräftiger Junge. Ich habe mich sehr gefreut, dass ich ihn lange komplett stillen konnte. Er nahm gut an Größe und Gewicht zu. Als er dann gut ein halbes Jahr alt war, fing ich an, ihm Löffelnahrung zu füttern. Zunächst Gemüsebrei, aber hungrig wie er immer war dann auch rasch Milchbrei mit Grieß und Keksbreie. Irgendwie fing es dann an, dass er immer öfter ausdauernd schrie, als habe er Schmerzen – oder Hunger. Er konnte ja nicht sagen, was ihm fehlte. Er aß viel, schrie viel und die Windeln waren immer randvoll. Es roch auch sehr unangenehm – aber ich dachte, das läge daran, was er jetzt alles isst. Trotzdem hatte er bei der nächsten Untersuchung gar nicht zugenommen. Der Kinderarzt vermutete zunächst einen Infekt, dann Nebenwirkungen vom Zahnen. Doch es gab kein Ende – aus meinem zufriedenen Felix-Baby wurde ein quengeliges missmutiges Schreikind. Mir ist sein aufgeblähtes Bäuchlein immer mehr aufgefallen. Bei der nächsten Untersuchung beim Kinderarzt war er dann aus den normalen Gewichts- und Wachstumstabellen herausgefallen. Jetzt handelte mein Kinderarzt sehr rasch und wir wurden mit dem Verdacht auf Zöliakie zu weiteren Untersuchungen in die Kinderklinik überwiesen.«

Treten die Beschwerden klassisch und typisch gleich beim Kleinkind auf, wird der Kinderarzt sehr rasch auf eine Zöliakie tippen. Immer häufiger wird die Krankheit jedoch erst spät diagnostiziert. Die Kinder werden lange gestillt und allergenarm ernährt. Die Symptome äußern sich bei verspäteter Gabe von Getreide in der Ernährung nicht mehr so deutlich. Immer öfter wird die Zöliakie erst im Vorschul- oder frühen Schulalter festgestellt.

Wie zeigt sich Zöliakie bei Erwachsenen?

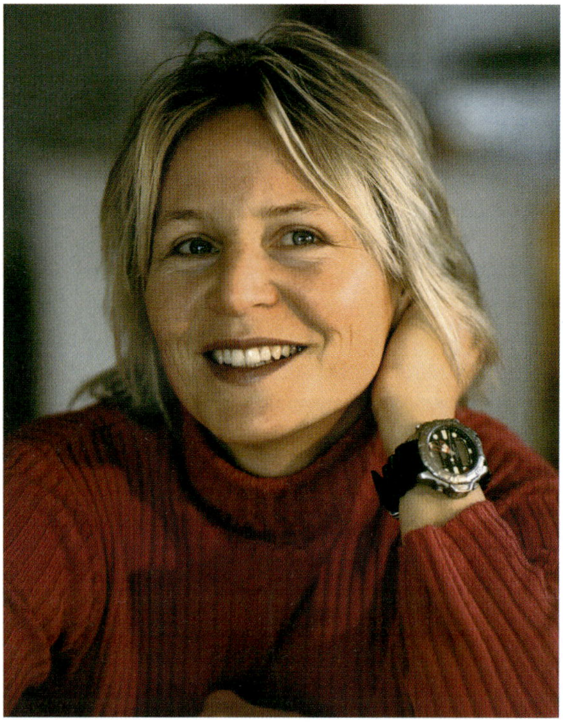

▲ Die Symptome beim Erwachsenen sind vielfältig und deuten nicht klar auf eine bestimmte Erkrankung hin.

Zeigt sich die Krankheit beim Erwachsenen, sind die Symptome meist nicht so deutlich. Oft werden zunächst Knochenschmerzen bemerkt, Krämpfe (Tetanien) kommen vor allem nachts dazu. Eventuell wird ein Kalziummangel diagnostiziert. Manchmal fallen die Betroffenen durch eine geringe Körpergröße im Familienvergleich auf. Erst verzögert zeigen sich Symptome im Bauch. Durchfall kann sich mit Verstopfung abwechseln, der Stuhlgang kann fest oder flüssig sein. Erst langsam sieht man die Zeichen mangelnder Vitamin- und Nährstoffversorgung – so dauert es auch heute noch mehrere Jahre, bis eine Zöliakie beim Erwachsenen festgestellt wird.

Welche Beschwerden haben Sie?

Es gibt verschiedene Warnzeichen, die auf eine Glutenunverträglichkeit hindeuten können:

- Sie haben immer wieder Bauchbeschwerden, wie Blähungen, Bauchschmerzen, Übelkeit, Völlegefühl.

- Sie leiden unter Durchfall, manchmal abwechselnd mit Verstopfungsphasen.
- Der Stuhlgang ist fettig und lässt sich nur schwer abspülen.
- Sie fühlen sich abgeschlagen, müde und antriebslos, obwohl Sie ausreichend schlafen und essen.
- Sie haben tiefe, dunkle Augenringe.
- In Ihrem Blutbild wird ein Eisenmangel festgestellt.
- Im Mund bilden sich immer wieder Schleimhautbläschen und schmerzende offene Stellen (Aphten).
- Bei Ihnen wird eine Milchzuckerunverträglichkeit (Laktose-Intoleranz) festgestellt, obgleich Milch Ihnen vorher keine Probleme machte.
- Sie verlieren in kurzer Zeit viel Gewicht, obwohl Sie nicht weniger essen als zuvor.
- Sie leiden unter Knochen- und Gelenkschmerzen und/oder Osteoporose.
- Bei Ihnen treten häufig langwierige Infekte auf.
- Sie bleiben ungewollt kinderlos (Zyklusunregelmäßigkeiten, wiederholte Fehlgeburten) und andere Ursachen wurden bereits ausgeschlossen.

Blut- und Schleimbeimengungen im Stuhl sind nicht typisch für die Zöliakie und weisen auf andere Darmerkrankungen hin.

Manchmal zeigt sich die Zöliakie beim Erwachsenen mit sehr untypischen und einzeln auftretenden Symptomen, wie z.B. Migräne, Nervosität, neurologische Störungen, depressive Verstimmungen.

Die Zöliakie galt lange als Kinderkrankheit, die während der Pubertät ausheilt. Dieses Wissen ist heute klar widerlegt, aber es gibt immer wieder Betroffene, die davon berichten, »früher einmal Zöliakie gehabt zu haben«.

AUS DEM LEBEN

Eine 54-jährige Zöliakie-Betroffene erzählt

»Ich war schon früher immer ein schmächtiges Kind. Jeder versuchte mich irgendwie aufzupäppeln. Meist fehlte mir der richtige Appetit und ich kann mich auch erinnern, dass ich häufig starke krampfartige Bauchschmerzen hatte. Meine erste Periode bekam ich sehr spät und auch in der Folge nur sehr unregelmäßig. Immer um diesen Zeitraum ging es mir tagelang sehr schlecht. In den letzten Jahren bekam ich regelmäßig mit der Menstruation auch Durchfall.

Leider haben mein Mann und ich keine Kinder. Wir wollten uns die notwendige Zeit lassen, und dann wurde ich durch den sehr frühen Eintritt der Wechseljahre mit 41 Jahren überrascht. – Naja, es hat nicht sollen sein. Mit den Wechseljahren kamen dann auch rasch die Knochenschmerzen. Es tat einfach weh, ganz ohne Grund. Ich fühlte mich oft müde und antriebslos, hatte so gar keine Kraft mehr. Mein Hausarzt stellte einen Eisenmangel fest und verschrieb Eisenpräparate, die ich leider sehr schlecht vertrug. Es wurde mir davon übel und ich konnte nicht mehr regelmäßig zur Toilette.

In den letzten Jahren vertrage ich immer weniger und vieles macht mir Bauchweh. Auch bin ich oft gebläht und teilweise kann ich über Tage nicht auf die Toilette. Wenn es dann aber sein muss, muss es ganz schnell gehen und ich habe das Gefühl ich werde gar nicht mehr fertig. Manchmal habe ich auch richtige Durchfallschübe. Irgendwie ist mein Bauch gründlich durcheinander. Ich war bei vielen Ärzten und auch schon bei der Heilpraktikerin. Ich habe bereits mehrere Magenspiegelungen und Darmspiegelungen hinter mir. Aber erst jetzt hat ein Arzt etwas von der Zöliakie gesagt. Die richtigen Untersuchungen sind gemacht und es scheint diese Erkrankung zu sein. Ich habe vorher noch nie etwas davon gehört.«

Ist Zöliakie heilbar?

Wurde die Erkrankung bei Ihnen erst einmal sicher erkannt und Sie ernähren sich glutenfrei, baut sich Ihre Darmschleimhaut wieder auf und Ihre Beschwerden verschwinden nach und nach vollständig, auch wenn die Diagnose erst sehr spät gestellt wurde. Der Zeitraum bis zur Besserung ist individuell sehr unterschiedlich.

Zöliakie lässt sich jedoch nicht heilen, in dem Sinne, dass Sie nach einiger Zeit wieder alles essen dürfen. Sie müssen sich lebenslang glutenfrei ernähren. Halten Sie die Diät irgendwann nicht mehr ein, kommt es unweigerlich wieder zur

Schleimhautschädigung und nachfolgend zu den oben beschriebenen Beschwerden.

Manche Betroffene können die Diagnose nicht gut akzeptieren und finden auf dem großen Markt der Außenseitermedizin immer wieder Angebote von Methoden, die eine bestehende Zöliakie heilen sollen. Zum Beispiel wird in den Schriften von Dr. Bruker versprochen, dass eine nach seinen Richtlinien eingehaltene Vollwertkost die Zöliakie verschwinden lässt. Auch die so genannte Bioresonanztherapie verspricht eine »Löschung« der Unverträglichkeit von Getreide und Gluten (auffällig: beides wird in getrennten Sitzungen »gelöscht«). Es finden sich immer wieder neue Strohhalme, die in den meisten Fällen sehr teuer für die Betroffenen sind und bei genauer Überprüfung keine Erfolge erzielen. Oft glauben die so behandelten Menschen an einen Erfolg, da sich die Zöliakie auch bei glutenhaltiger Ernährung nicht immer gleich mit Symptomen meldet. Kontrolluntersuchungen auf Antikörper und den Zustand der Dünndarmschleimhaut bleiben meist so lange aus, bis erneut Beschwerden auftreten und der Betroffene seinen Darm schon wieder deutlich geschädigt hat.

Aber auch in der medizinischen Fachliteratur finden sich Hinweise auf vorübergehende Formen der Glutenunverträglichkeit (die so genannte transiente Zöliakie). Meistens handelt es sich um Betroffene, die vor dem zweiten Lebensjahr, also sehr früh diagnostiziert wurden – diese Form wird bei maximal 10% der Betroffenen beobachtet und auch hier werden regelmäßige Nachkontrollen der Antikörper und der Schleimhaut über lange Zeit dringend empfohlen.

Akute Schübe gibt es bei der Zöliakie nur, solange sie nicht diagnostiziert und behandelt wird. Immer wiederkehrende Schübe wie bei anderen chronisch entzündlichen Darmerkrankungen sind bei der behandelten Zöliakie nicht typisch und weisen auf eine ungenügende Diät, weitere Unverträglichkeiten oder eine falsche Diagnose hin.

Diagnose

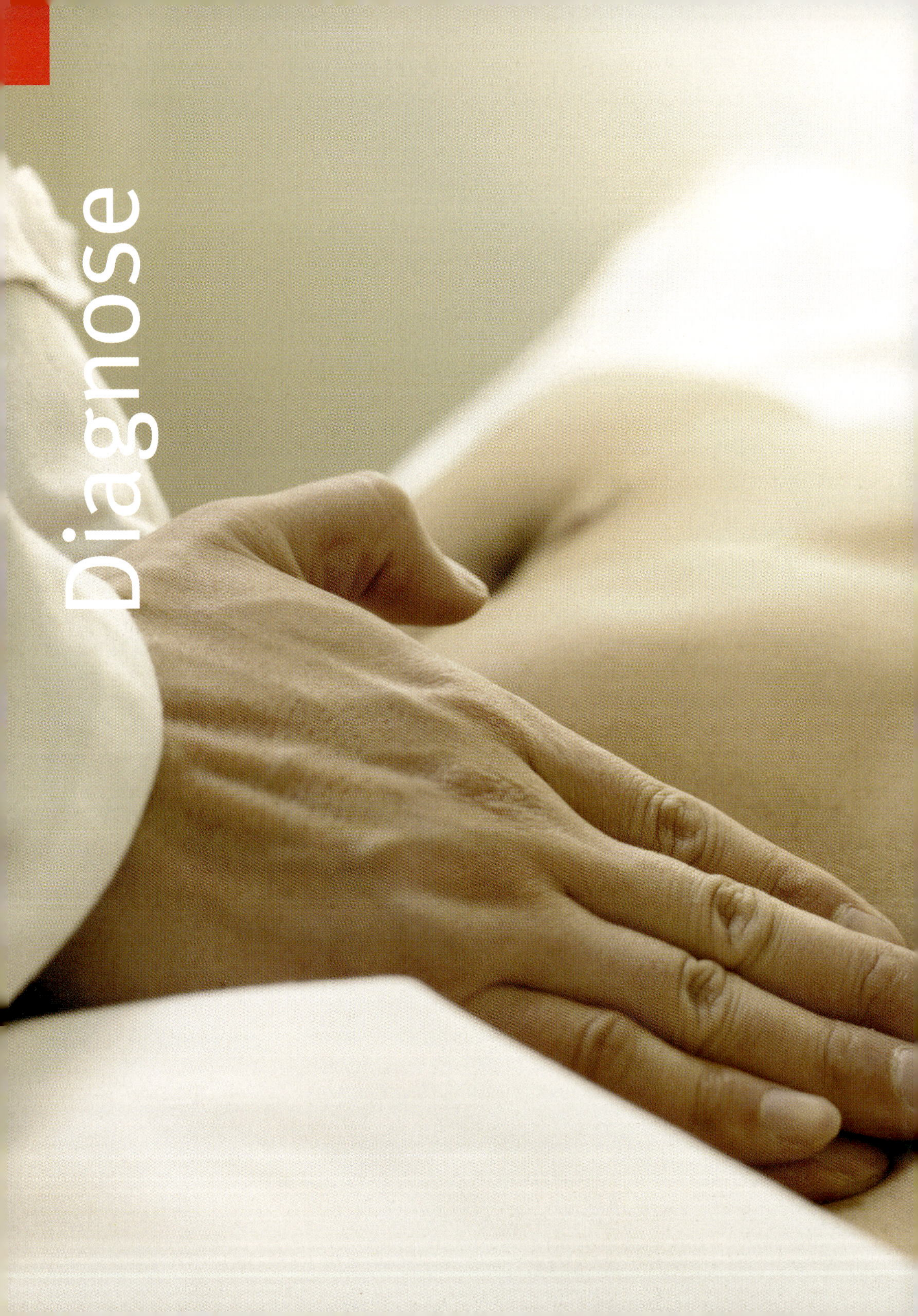

Die Krankheit erkennen

Wenn Sie aufgrund typischer Beschwerden vermuten, dass Sie Zöliakie haben, sollten Sie beim Arzt einen Bluttest und nachfolgend eine Biopsie durchführen lassen. Wie das funktioniert und warum die richtige Diagnose so wichtig ist, erfahren Sie hier.

Welche Tests sind nötig?

Die Diagnose Zöliakie stützt sich auf drei Säulen:

- die Klinik (Symptome),
- den Antikörpernachweis im Blut,
- die Untersuchung der Darmschleimhaut mittels einer Biopsie (Gewebeentnahme).

Finden Sie sich in der Beschreibung der Symptome aus dem vorhergehenden Kapitel wieder, gilt es, die Zöliakie sicher zu beweisen oder aber auch auszuschließen. Falls Sie also vermuten, dass Sie unter Zöliakie leiden könnten, sollten Sie einen Arzt aufsuchen, denn nur dieser kann mit geeigneten Untersuchungsmethoden eine sichere Diagnose stellen.

Erste Hinweise können Auffälligkeiten im Blutbild oder im Stuhl geben. Eisenmangel oder Fett im Stuhl sind jedoch nicht nur Anzeichen für eine Zöliakie, sondern können auch auf andere Erkrankungen hindeuten. Erst spezielle Untersuchungen führen zu den gesicherten Ergebnissen.

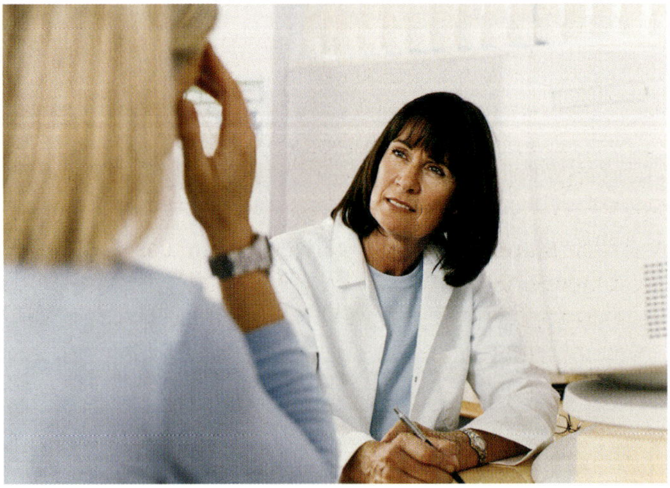

▶ Schildern Sie Ihre Beschwerden so genau wie möglich.

Die Zöliakie erfordert eine grundlegende Umstellung der Ernährung mit zum Teil sehr deutlich empfundenen Einschränkungen. Daher ist es äußerst wichtig, eine klare Diagnose zu haben und sich erst dann mit den Einzelheiten der glutenfreien Ernährung zu befassen und diese in den Alltag einzubinden.

INFO

Wer sollte untersucht werden?

Neben Menschen mit typischen Krankheitszeichen sollten Kinder mit Diabetes mellitus Typ I, Morbus-Duhring-Patienten, Verwandte 1. und 2. Grades von Zöliakie-Betroffenen, Menschen mit anderen Autoimmunerkrankungen sowie Morbus Down-Kinder auf eine eventuelle Zöliakie untersucht werden.

Haben Sie die typischen Antikörper im Blut?

Erste bestätigende Hinweise für Zöliakie finden sich im großen Blutbild. Auffällig sind erhöhte Leberwerte, Eisenmangel, Vitamin- und Mineralstoffmangel soweit über das Blutbild feststellbar.

Achtung: Es ist wichtig, nach den richtigen Antikörpern zu suchen.

IgA-Bestimmung. Bei einer Glutenunverträglichkeit bildet der Körper betroffener Menschen Antikörper gegen Getreideeiweiß. Diese für die Zöliakie typischen Antikörper lassen sich im Blut nachweisen. Diese Antikörper zählen zu den Immunglobulinen der Klasse A (IgA). Daher sollte als Grundlage bei der Blutuntersuchung auf jeden Fall das Gesamt-IgA bestimmt werden. Als sehr spezifisch und genau gelten die Antikörper IgA gegen Gliadin, Transglutaminase-IgA sowie Endomysium-IgA.

IgG-Bestimmung. Einige Zöliakie-Betroffene können jedoch keine IgA bilden. In diesem Fall kann auch der Zöliakienachweis nicht über IgA-Antikörper erbracht werden, sondern

ACHTUNG

Immunglobuline der Klasse E (IgE), wie sie zum Nachweis einer Sensibilisierung für bestimmte Nahrungsmittel-Allergien getestet werden, sowie IgG4-Testungen sind für den Nachweis einer Zöliakie nicht aussagefähig! Ebenso unzuverlässig ist die Bestimmung der Antikörper im Stuhl.

wird über die Bestimmung von Anti-Gliadin-IgG sowie Transglutaminase-IgG erbracht.

Der Arzt muss die Blutprobe für den Nachweis der zöliakiespezifischen Antikörper an ein geeignetes Labor schicken und speziell diese Antikörper-Bestimmungen anfordern. Nur dann werden auch die richtigen Werte im Blutserum untersucht.

Eine Biopsie liefert den Beweis

Hat die Blutuntersuchung bei Ihnen für die Zöliakie typische Antikörper nachgewiesen, sollten Sie eine Dünndarmschleimhaut-Biopsie durchführen lassen. Erst diese Untersuchung bringt Ihnen die endgültige Gewissheit, dass Sie tatsächlich an Zöliakie leiden. Dazu muss der Arzt ein kleines Stückchen von der Schleimhautoberfläche aus dem oberen Dünndarm entnehmen.

Sie schlucken einen Schlauch – ähnlich wie bei einer Magenspiegelung –, der dann in den Dünndarm weitergeschoben wird. Mit Hilfe einer kleinen Zange oder einer Biopsiekapsel entnimmt der Arzt mehrere kleine Proben am Anfang des Dünndarmes. Diese Untersuchung ist zwar nicht besonders angenehm, aber auch nicht gefährlich. Die meisten Patienten

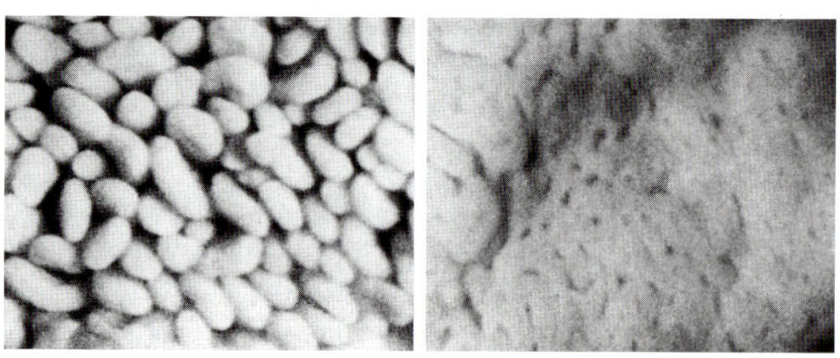

▶ Das linke Foto zeigt eine gesunde Dünndarmschleimhaut mit Zotten. Rechts ist die Schleimhaut abgeflacht und ohne Zotten bei Zöliakie. (aus: A. Betz-Hiller, Zöliakie – na und?, 1996)

benötigen nur ein leichtes Beruhigungsmittel. Der Rachen wird mit einem Spray betäubt. In der Regel wird keine Narkose benötigt. Ein Krankenhaus-Aufenthalt ist meist nicht erforderlich, kleine Kinder werden zur Nachbeobachtung jedoch gerne eine Nacht in der Klinik behalten.

Marsh-Kriterien: Wie stark ist die Darmschleimhaut geschädigt?

Der Arzt schickt die entnommenen Gewebeproben zur elektronenmikroskopischen Untersuchung. Dort wird der Zustand der Dünndarmschleimhaut nach den so genannten Marsh-Kriterien bestimmt:

Die Zöliakie kann sehr unterschiedlich ausgeprägt sein.

Marsh-Typ 0: Die Schleimhaut sieht äußerlich ganz normal und unauffällig aus. Die Zotten sind nicht verkleinert oder abgeflacht. Im Gewebe lassen sich aber in geringer Menge bestimmte Blutzellen nachweisen, die typisch sind, wenn anhaltende Entzündungen vorliegen – so genannte intraepitheliale Lymphozyten. Dieses Bild findet man häufig bei einer Kontrollbiopsie wenn Betroffene bereits eine zeitlang glutenfrei gegessen haben.

Marsh-Typ I: Hier finden sich verstärkt intraepitheliale Lymphozyten und weisen auf eine bestehende anhaltende Entzündungsreaktion hin. Der Mediziner zählt mehr als 40 dieser Zellen auf 100 ausgezählte Schleimhautzellen. Sonst ist das äußerliche Bild der Schleimhaut unauffällig.

Marsh-Typ II: Dieses Schleimhautbild wird auch hyperplastischer Typ genannt. Es finden sich vermehrt Lymphozyten sowie eine Verlängerung und Vertiefung der Krypten. Ab diesem Marsh-Typ spricht der Mediziner von einem Zöliakienachweis.

Marsh-Typ III: Dieses Schleimhautbild wird auch als destruktive Läsion bezeichnet. Neben den bereits beschriebenen Veränderung in Typ II kann man auch verdickte (plumpe) verkürzte Zotten erkennen. Je nach Grad der Schleimhautveränderung wird der Typ III in a bis c unterteilt.

Marsh-Typ IV: Dieses Schleimhautbild wird als hypoplastischer Typ bezeichnet. Hier sind die Zotten völlig abgeflacht, es gibt auch keine Verlängerung der Krypten mehr. Die totale Zottenatrophie ist die stärkste Stufe des Zöliakienachweises. Trotzdem muss auch hier der Pathologe das Gewebe ganz genau untersuchen, um andere Erkrankungen, die eventuell auch eine Zottenatrophie verursachen können, auszuschließen.

Die verschiedenen Auswertungsstadien der Schleimhaut geben klare Hinweise auf das Vorliegen einer Zöliakie. Sehr selten ist die Schleimhaut bei einer unbehandelten Zöliakie völlig unauffällig.

Weitere Untersuchungen

Falls Sie bereits seit längerer Zeit Beschwerden haben, könnten bei Ihnen folgende weitere Untersuchungen hilfreich sein:

▼ Wenn Sie unter Zöliakie leiden, könnte es sein, dass Sie auch Milchzucker nicht vertragen, weil das nötige Verdauungsenzym in der geschädigten Darmschleimhaut fehlt.

Fettgehalt im Stuhl bestimmen

Wird das Nahrungsfett von der geschädigten Schleimhaut nicht ausreichend aufgenommen, ist es im Stuhl nachweisbar (Steatorrhoe). Wenn das bei Ihnen der Fall ist, werden auch die fettlöslichen Vitamine A, D, E und K nicht ausreichend aufgenommen. Vorübergehend sollten Sie dann zusätzlich zur glutenfreien Ernährung eine spezielle Fettart, die MCT-Fette, essen. Diese kann der Körper rasch und ohne vorher zu spalten resorbieren. So werden Sie ausreichend mit fettlöslichen Vitaminen versorgt und können auch die Energie aus dem Fett aufnehmen.

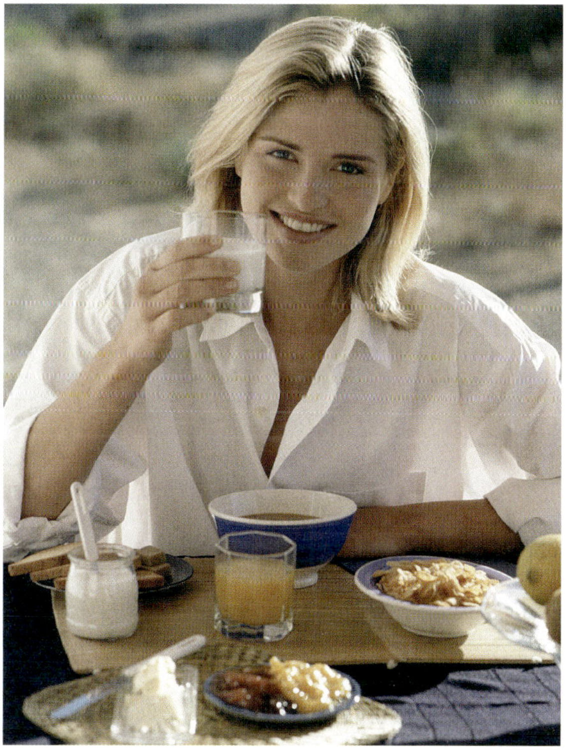

Der Laktose-Toleranztest

Ist die Darmschleimhaut entzündet und die Zotten abgeflacht, werden auch einige Verdauungsenzyme nicht mehr in ausreichender Menge gebildet. Auch ein Enzym, welches den Milchzucker spaltet (die Lactase) ist nicht mehr genügend vorhanden. Unverdauter Milchzucker wird jedoch in den Dickdarm weitergeleitet und dort von den Darmbakterien abgebaut.

Dabei entstehen Gase, die letztlich zu ähnlichen Beschwerden führen, wie die Zöliakie selbst: Blähungen, heftige Bauchschmerzen, Durchfall. Der unverdaute Milchzucker greift zwar die Schleimhaut nicht an, dem Betroffenen geht es aber auch nicht gut. Um die Ernährung entsprechend anzupassen, sollte Sie daher auf jeden Fall auch überprüfen lassen, ob bei Ihnen eine Laktose-Intoleranz besteht. Dazu ist ein H_2-Atemtest erforderlich: Sie trinken eine Milchzucker-Lösung und Ihr Atem wird auf Wasserstoff hin untersucht. Wenn bei Ihnen eine Milchzuckerunverträglichkeit besteht, atmen Sie vermehrt Wasserstoff mit der Atemluft aus.

Laktose-Toleranztest und Fruchtzucker-Toleranztest müssen an unterschiedlichen Tagen durchgeführt werden.

Vertragen Sie Fruchtzucker?

Nach dem eben beschriebenen Prinzip (H_2-Atemtest) kann der Arzt ebenfalls feststellen, ob Sie Fruchtzucker (Fructose) und Sorbit vertragen. Den Fruchtzucker-Toleranztest sollten Sie dann durchführen lassen, wenn trotz exakt eingehaltener glutenfreier Ernährung keine ausreichende Besserung Ihrer Beschwerden eintritt.

Ernähren Sie sich erst dann glutenfrei, wenn die Diagnose klar ist!

Einige Betroffene scheuen die vorgenannten Untersuchungen. Sie haben Angst davor, »den Schlauch zu schlucken« und belassen es bei Blutuntersuchungen und Beobachtungen, wie der Körper auf die glutenfreie Ernährung reagiert. Dieses Vorgehen ist zwar zunächst verständlich, aber: Um die Zöliakie als bleibende Erkrankung akzeptieren zu können und die Ernährung mit allen Konsequenzen auf glutenfrei umzustellen, soll die Diagnose so eindeutig wie möglich gestellt sein!

Wenn Sie bereits mit der glutenfreien Ernährung begonnen haben, ist es schwierig, eine klare Diagnose zu stellen: Der Schleimhautzustand bessert sich sehr rasch, die Antikörper im Blut sinken ab. Um jetzt einen Zöliakieverdacht zu bestätigen, müssen Sie eine Glutenbelastung durchführen – das heißt, entweder wieder normal essen oder glutenfreie Mahlzeiten mit einem Glutenpulver vermischen. Glutenfreie Ernährung auf Verdacht ist daher keine gute Empfehlung!

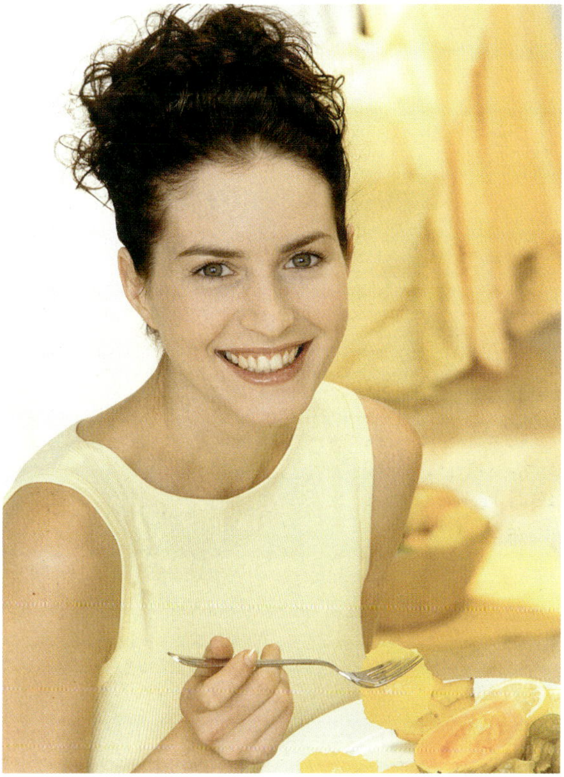

▲ Solange die Diagnose »Zöliakie« nicht eindeutig feststeht, sollten Sie noch nicht mit der glutenfreien Diät beginnen.

Welche Kontrollen sind sinnvoll?

Wie bei jeder chronischen Erkrankung sollten Sie in regelmäßigen Abständen zur Kontrolle gehen. Ist die Diagnose Zöliakie eindeutig gestellt und bessern sich Ihre Beschwerden durch die glutenfreie Ernährung deutlich, sind weitere Biopsien zur Kontrolle der Schleimhaut nicht erforderlich.

Es ist sinnvoll, alle ein bis zwei Jahre eine Blutuntersuchung machen zu lassen, um Ihre zöliakietypischen Antikörper zu kontrollieren. Sind diese nach wie vor stark erhöht, weist das auf eine ungenügende Diät hin. Weitere Untersuchungen im Blut (großes Blutbild) im Abstand von 1–2 Jahren sind ebenfalls sinnvoll.

Treten bei Ihnen erneut Beschwerden auf, die auch nach Überprüfung der glutenfreien Ernährung nicht verschwinden, ist eine Wiederholung der Biopsie angezeigt.

TIPP

Vitamin- und Mineralstoffpräparate

Liegen bei Ihnen Vitamin- oder Mineralstoffmängel vor, sollten Sie nach Absprache mit dem Arzt entsprechende Präparate einnehmen und nach einer Weile kontrollieren lassen, ob der Mangel behoben ist. Achten Sie aber darauf, dass die Präparate auch glutenfrei sind.

Häufige Fragen zur Diagnose

Ist der Nachweis von IgA-Gliadin-Antikörpern nicht bereits Beweis für eine Zöliakie?

Nein, da auch Menschen ohne Zöliakie diese Art von Antikörpern bilden können.

Sind bei allen unbehandelten Zöliakie-Patienten Antikörper im Blut nachweisbar?

Nicht immer. Es gibt Betroffene, die keine IgA bilden können. IgG-Antikörper gegen Gliadin sind nicht beweisend für eine Zöliakie, da sie auch von gesunden Menschen gebildet werden können.

Wann sind nach einer Glutenbelastung Schleimhautschäden sicher nachweisbar?

Teilweise erst nach Jahren. Die erste Biopsie nach einer Glutenbelastung, wenn keine Symptome auftreten, sollte frühestens nach 6 Monaten durchgeführt werden, spätestens jedoch nach zwei Jahren.

Bei massiven Diätfehlern gibt es keine Beschwerden – ist die Zöliakie ausgeheilt?

Nein, was an der Schleimhaut stattfindet, äußert sich nicht immer durch typische Beschwerden. Insbesondere bei Jugendlichen fehlen die Krankheitszeichen wie Durchfall, Bauchschmerzen usw. nach Diätfehlern. Manchmal sind die Symptome auch einfach weniger typisch und schleichen sich langsam ein.

Kann eine Zöliakie festgestellt werden, ohne dass mein Kind jemals Gluten gegessen hat?

Antwort: Nein, die Zöliakie äußert sich erst, wenn Getreide in der Nahrung enthalten war. Vorab lässt sich die Zöliakie nicht nachweisen.

Kann die Zöliakie über einen Bioresonanztest festgestellt werden?

Der Bioresonanztest ist ungeeignet zum Nachweis einer Zöliakie.

ZUSAMMENFASSUNG

Wie lässt sich eine Zöliakie sicher nachweisen?

- Bevor Sie Ihre Ernährung umstellen, sollte die Zöliakie sicher nachgewiesen sein.
- Zum sicheren Nachweis zählen:
  - die Symptome/Krankheitsgeschichte,
  - die zöliakietypischen Antikörper im Blut,
  - die Biopsie mit Auswertung nach Marsh,
  - das Ansprechen auf die glutenfreie Ernährung.
- Bessern sich Ihre Symptome nach korrekter Ernährungsumstellung nicht, sollten Sie untersuchen lassen, ob bei Ihnen zusätzliche Unverträglichkeiten (Laktose, Fruchtzucker) bestehen.
- Akute Krankheitsschübe sind für die Zöliakie nicht typisch!

Ursachen

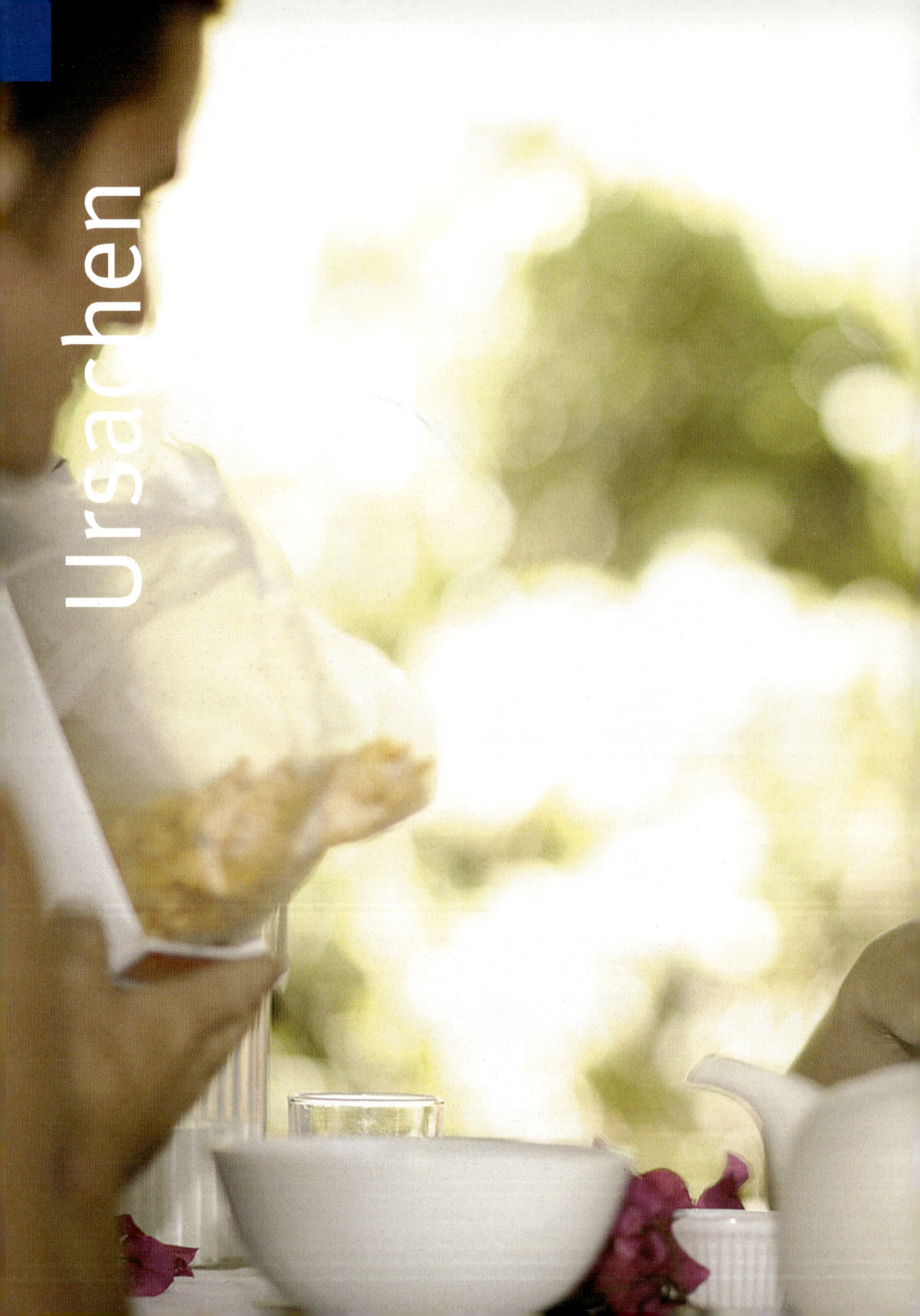

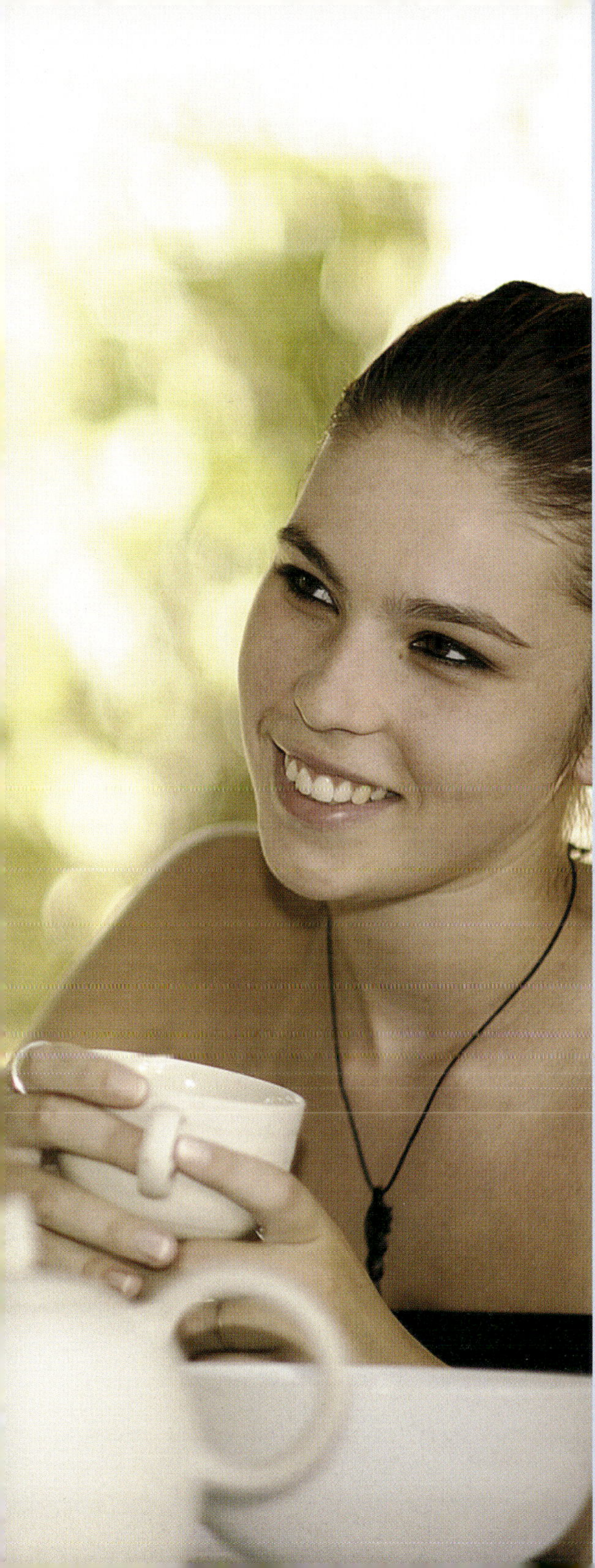

Warum entsteht Zöliakie?

Wie so viele andere Erkrankungen ist auch die Zöliakie »genetisch bedingt«. Nur weil wir die Zöliakieveranlagung in uns tragen, muss die Erkrankung jedoch nicht tatsächlich bei uns ausbrechen. Lesen Sie dazu, was man heute über die Ursachen, Auslöser und Folgen der Erkrankung weiß.

Wieso vertrage ich kein Gluten?

Falls bei Ihnen eine Zöliakie diagnostiziert wurde, liegt dem eine bestimmte genetische Veranlagung zugrunde. Diese genetische Voraussetzung ist der so genannte HLA-Typ. Bei der Zöliakie werden zwei HLA-Typen nachgewiesen: HLA-DQ 2 und HLA-DQ 8.

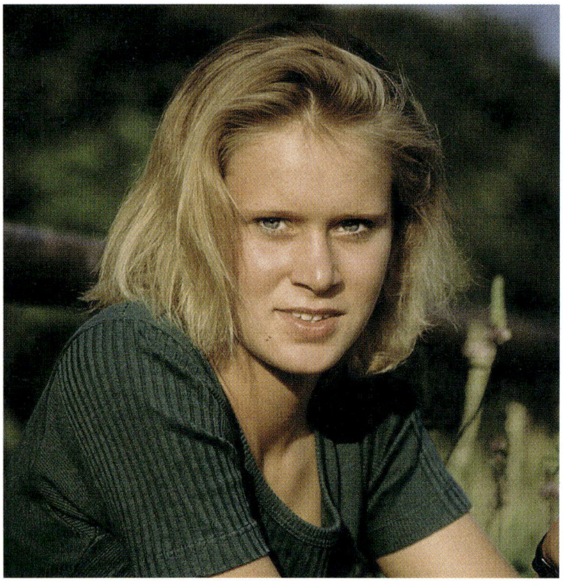

▲ Wenn Sie die genetische Voraussetzung für Zöliakie haben, kann die Erkrankung in jedem Lebensalter bei Ihnen auftreten.

Gehört ein Mensch nicht zu einem dieser beiden HLA-Typen, ist es sehr unwahrscheinlich, dass er jemals eine Zöliakie entwickelt. Zirka ein Viertel der Bevölkerung gehört zu einem dieser HLA-Typen, jedoch nur ca. 2 % entwickeln auch eine Zöliakie. Der spezielle genetische Typ ist also nicht alleine entscheidend für die Entstehung der Zöliakie und daher auch kein Nachweis- oder Diagnosekriterium.

Mögliche Auslöser. Es wird diskutiert, ob bestimmte Virusinfekte eine genetisch vorhandene Zöliakie auslösen. Oft berichten Patienten, dass es nach besonderen körperlichen oder seelischen Belastungen zu den ersten Symptomen kam. Da die Zöliakie sehr unterschiedliche Krankheitszeichen hat, wird sie auch als das Chamäleon unter den Erkrankungen bezeichnet.

ACHTUNG

Es fällt den Medizinern bei der Vielfalt an Symptomen schwer, an die Zöliakie zu denken, daher wird die Diagnose oft erst nach jahrelanger Odyssee von Arzt zu Arzt gestellt.

Wie viele Menschen sind betroffen?

Die typische Zöliakie wird in Deutschland mit einer Häufigkeit von 1:2000 diagnostiziert. Bei Reihenuntersuchungen, die auch Menschen ohne Symptome erfassen, ergibt sich jedoch eine 10-mal größere Häufigkeit von bis zu 1:250, was in Deutschland mehr als 300.000 Betroffene bedeuten würde. Mit diesen Untersuchungen werden auch stumme Verlaufsformen erfasst – die heute diagnostizierten Patienten werden als Spitze des Eisberges bezeichnet.

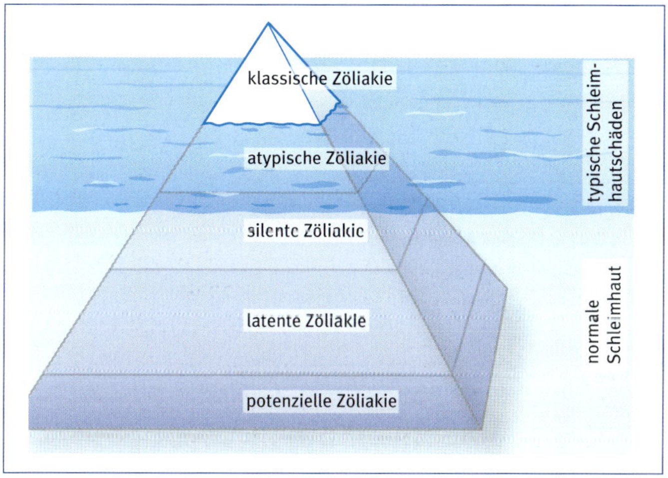

◀ Die klassische Zöliakie ragt, da leicht zu diagnostizieren, als Spitze des Eisbergs aus dem Wasser heraus. Unter der Oberfläche verborgen liegt der größte Teil des Eisbergs – die bisher nicht diagnostizierten Zöliakiefälle.

Welche Zöliakieform haben Sie?

Klassische Zöliakie: typische Symptome, vorhandene Antikörper, Nachweis typischer Veränderungen der Dünndarmschleimhaut. Therapie: glutenfreie Ernährung.

Atypische Zöliakie: untypische Symptome, keine Bauchbeschwerden, vorhandene Antikörper, typische Schleimhautschäden. Therapie: glutenfreie Ernährung.

Silente (stumme) Zöliakie: keine oder sehr schwache Symptome, vorhandene Antikörper, typische Schleimhautveränderungen. Therapie: glutenfreie Ernährung.

Latente Zöliakie: Es können Symptome – meist schwach – vorhanden sein, Antikörper oder Schleimhautveränderungen sind nicht immer nachweisbar. Eine glutenfreie Ernährung wird empfohlen.

Potentielle Zöliakie: Keine, schwach vorhandene oder unspezifische Krankheitszeichen, evtl. Antikörper, keine Veränderung der Darmschleimhaut. Glutenfreie Ernährung empfohlen.

Transiente Zöliakie: Sehr seltene, vorübergehende Form der Zöliakie – meist bei Kindern im Alter unter zwei Jahren mit vorhandenen Symptomen, Antikörpern und Schleimhautveränderungen diagnostiziert. Bei erneuter Glutenzufuhr keine Symptome, keine Antikörperentwicklung und keine Schleimhautveränderungen nachweisbar. Zur Überprüfung, ob sich wirklich keine Zottenatrophie mehr entwickelt, wird nach zwei Jahren glutenhaltiger Nahrung eine Wiederholung der Biopsie empfohlen sowie eine langjährige Kontrolle der Antikörper im Blut.

Refraktäre Zöliakie: Wiederauftreten von Symptomen, Antikörpern und Schleimhautschäden. Insbesondere bei Erwachsenen nach anhaltenden Diätfehlern oder -unterbrechung. Die Betroffenen reagieren nicht mehr rasch und komplett auf glutenfreie Ernährung

Kollagene Sprue: In der Schleimhaut entwickelt sich Narbengewebe (kollagene Fasern). Die Schleimhaut normalisiert sich auch nicht mehr bei strikter Einhaltung einer glutenfreien Diät. Eine permanente ärztliche Betreuung ist notwendig.

INFO

Morbus Duhring: Was ist Zöliakie der Haut?

Ein Arzt namens Louis A. Duhring beschrieb 1884 das Krankheitsbild: Dermatitis herpetiformis, was übersetzt bedeutet: entzündliche Hauterkrankung mit in Gruppen auftretenden Bläschen. Morbus Duhring stellt sich ähnlich dar wie Herpes.

Als erstes Symptom ist der Juckreiz da – oft sogar schon bevor die ersten Hauterscheinungen zu sehen sind. Zunächst entwickeln sich kleine rötliche Knötchen, die sich dann ähnlich wie bei Windpocken in Bläschen verwandeln. Verursacht durch den Juckreiz werden diese Bläschen aufgekratzt und hinterlassen dann Krusten und Narben.

Bevorzugt treten die Hauterscheinungen symmetrisch an Ellenbogen und Knien außen, über dem Kreuzbein und am Kopf an der Stirn-Haargrenze auf; manchmal auch über den ganzen Körper gestreut.

Als Nachweis der Erkrankung werden Hautproben auf typische IgA-Ablagerungen in nicht betroffenen Stellen untersucht. Bei fast allen Betroffenen werden bei der Untersuchung der Dünndarmschleimhaut zöliakietypische Zottenveränderungen wie Zottenatrophie, Kryptenhyperplasie und vermehrte Einlagerung entzündlicher Zellen festgestellt. Dabei sind die Bauchbeschwerden bei manchen Morbus-Duhring-Betroffenen gar nicht oder nur sehr unauffällig vorhanden.

Zur Diagnosesicherung werden auch bei Morbus Duhring die zöliakietypischen Antikörper im Blut bestimmt.

Die Hautveränderungen und der Juckreiz werden bei den Betroffenen mit dem Medikament Dapson behandelt und sprechen innerhalb von 12–48 Stunden darauf an. Darüber hinaus hat sich die Wirksamkeit der glutenfreien Ernährung in den letzten Jahren immer deutlicher bewiesen. Sie führte alleine und konsequent durchgeführt bei allen Betroffenen zu einer Normalisierung der Darmschleimhaut und bei 50 % zur Symptomfreiheit der Haut. Bei den übrigen Betroffenen waren deutlich weniger Dapson-Einnahmen notwendig. Es ist sinnvoll, dieses Medikament soweit als möglich zu reduzieren, da es sich um ein stark wirksames Sulfon mit vielen Nebenwirkungen handelt. Weiterhin reagieren Duhring-Betroffene mit Symptomen auf jodreiche Lebensmittel wie z. B. Seefisch und jodiertes Speisesalz. Die Einnahme von Jodpräparaten oder jodhaltigen Kontrastmitteln für Untersuchungen sollte ebenso unterbleiben wie der Einsatz jodhaltiger Desinfektions- und Reinigungsmittel. Auch Jodlösungen und -salben zur Wundbehandlung müssen gemieden werden. Der Jodbedarf der Schilddrüse darf jedoch langfristig nicht unterschritten werden, da es sonst zu Schilddrüsenunterfunktionen kommen kann.

Zöliakieforschung

Chronische Durchfälle bei Frauen und Kindern beschrieb ein griechischer Arzt schon 200 v. Christus. Eine vollständige Darstellung des Krankheitsbildes lieferte ein Arzt namens Samuel Gee jedoch erst rund 2000 Jahre später. Und erst 1950 erkannte man, dass Gluten schuld an den typischen Zöliakiebeschwerden ist.

Die folgende Tabelle gibt einen kurzen Überblick über die Medizingeschichte der Zöliakie.

Wichtige Daten zur Diagnose und Therapie der Zöliakie

200 v. Christus	griechischer Arzt Aretarius von Cappadocien	beschreibt erstmalig chronische Durchfälle bei Frauen und Kindern
1888	Samuel Gee	erste vollständige Beschreibung des Krankheitsbildes
1908	Herter	vermutet als Ursache eine Darminfektion
1909	Heubner	klinische Beschreibung; erste Diätversuche mit Frauenmilch
1928	Fanconi	erkennt Einfluss der Ernährung (Bananen/Reis/Eiweißmilch)
1950/1953	Dicke, Veijters, van de Kamer	entdecken die Rolle des Glutens, Einführung der glutenfreien Diät
1956/57	Shiner, Rubin	führen als Diagnosebeweis die »flache Schleimhaut« ein
1960	Rubin	führt Beweis, dass Zöliakie bei Kindern und die einheimische Sprue beim Erwachsenen identisch sind
1961		Dünndarmbiopsie als wichtigstes diagnostisches Kriterium
1969	ESPGAN, Interlaken	legt als Diagnosekriterium für Zöliakie drei Biopsien fest

Fortsetzung Tabelle

1974		Gründung der Deutschen Zöliakie-Gesellschaft e.V. in Stuttgart
1989	Holmes u. a.	glutenfreie Diät als Schutz gegen erhöhtes Krebs-Risiko
1990	ESPGAN, Budapest	Vereinfachung der Diagnosekriterien bei typischer Krankheitsgeschichte, bei eindeutiger Biopsie und promptem Ansprechen auf die glutenfreie Ernährung gilt eine Biopsie als ausreichend
1990	Bürgin-Wolff u. a.	Gliadin- und Endomysium-Antikörper als Diagnosemöglichkeit der Zöliakie
1991		silente und latente Zöliakie als Krankheitsformen anerkannt
1995		Screening-Untersuchungen ergeben viel größere Häufigkeit der Zöliakie (1 : 250)
1997	Dieterich u. a.	Identifizierung der Gewebs-Transglutaminase als endomysiales Antigen bei Zöliakie
2005		eindeutige Beschreibung der verschiedenen Zöliakieformen

Die Zöliakie ist also keinesfalls eine moderne Zivilisationserkrankung. Sie wird nicht durch falsche, einseitige Ernährung ausgelöst und Sie haben auch keinerlei »Schuld« an der Entwicklung einer Zöliakie bei sich selbst oder Ihrem Kind.

Immer wieder wird behauptet, dass man durch das Vermeiden von glutenhaltigen Getreiden im ersten Lebensjahr des Kindes eine Zöliakie verhindern könne oder dass extra langes Stillen eine geeignete Präventivmaßnahme darstellt. Da es sich bei der Zöliakie nicht um eine klassische Allergie handelt, gibt es auch nicht die Möglichkeit dieser vorzubeugen. Lediglich im ersten halben Lebensjahr sollte die Ernährung für jedes Kind glutenfrei sein, da in diesem Lebensalter die bei einer Zöliakie auftretenden Symptome so heftig ausfallen könnten, dass es für das Kind schnell lebensbedrohlich wird. Ab dem siebten Monat gehört glutenhaltiges Getreide in den

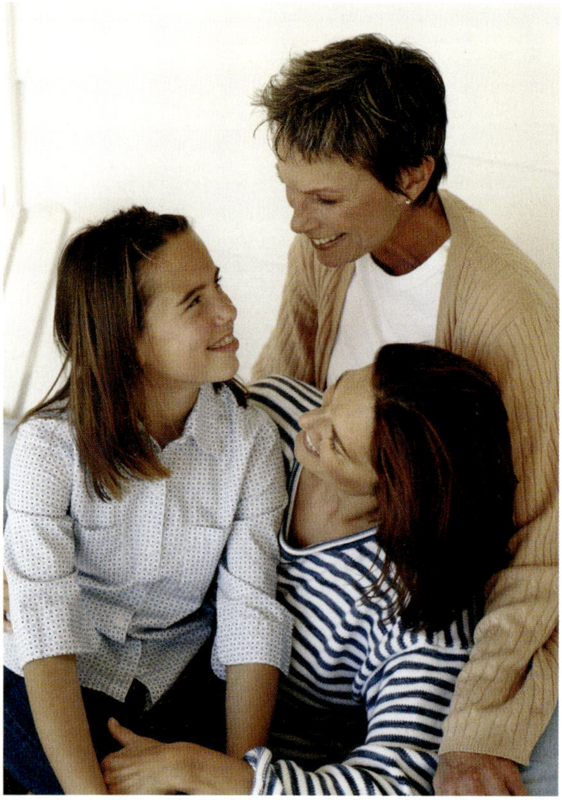

Kostaufbau hinein. Sollte das Kind eine Zöliakie entwickeln, zeigt sich diese dann deutlicher und wird schneller erkannt, als bei zu später Gabe von Gluten.

Welche Folgen kann eine unbehandelte Zöliakie haben?

Wird eine Zöliakie gar nicht diagnostiziert oder nach der Diagnosestellung nicht mit glutenfreier Ernährung behandelt, kann es zu schwerwiegenden Folgen für die Betroffenen kommen.

Zunächst einmal verstärkt sich das Beschwerdebild. Krankheitszeichen, die noch nicht da waren, kommen nach und nach dazu. Gab es bislang hin und wieder Durchfall, hat der Betroffene mit der Zeit das Gefühl, diese hörten nie mehr auf. Nach einiger Zeit zeichnen sich Mangelerscheinungen diverser Nahrungsinhaltsstoffe ab. Ein anhaltender Kalziummangel führt zu Störungen im Zahnaufbau. Viele Betroffene, die lange auf ihre Diagnose warten mussten, benötigen sehr früh Zahnkronen oder sogar dritte Zähne bereits als junge Erwachsene.

▲ Auch wenn die Zöliakie bei Ihnen nur schwach ausgeprägte Beschwerden verursacht, sollte Sie sich nach der sicheren Diagnosestellung trotzdem konsequent glutenfrei ernähren.

Kinder, die aufgrund untypischer Symptome sehr spät diagnostiziert werden, holen Wachstumsdefizite selten auf. Auch die Schulleistungen bleiben aufgrund der mangelnden Nährstoff-Versorgung unter den möglichen Leistungen.

Entzündungen der Darmschleimhaut können sich auf weitere Organe, wie z. B. Bauchspeicheldrüse und Leber ausweiten.

Bei Frauen mit einer unerkannten und unbehandelten Zöliakie bleibt ein Kinderwunsch öfter unerfüllt. Das liegt daran, dass der Zyklus öfter unregelmäßig ist, häufiger Fehlgeburten auftreten und die Zeitspanne, in der eine Schwangerschaft möglich ist, kürzer ist, da die Monatsblutung erst spät und die Wechseljahre früh einsetzen.

Das Risiko bösartige Gewebeveränderungen (so genannte Lymphome) im gesamten Gastrointestinaltrakt zu entwickeln ist bei unbehandelter Zöliakie deutlich erhöht. Wird die Ernährung strikt glutenfrei durchgeführt, sinkt dieses Risiko nach einigen Jahren wieder auf das Normale zurück. Manche unbehandelten Zöliakie-Betroffenen entwickeln weitere Autoimmunerkrankungen mit schwerwiegenden Folgen.

In sehr seltenen Fällen kommt es bei unbehandelter Zöliakie zu einer so genannten kollagenen Sprue. Es entwickelt sich Narbengewebe in der Dünndarmschleimhaut, welches letztlich auch nicht mehr auf eine Umstellung auf glutenfreie Ernährung reagieren kann.

Wenn der Arzt bei Ihnen also die Diagnose sicher gestellt hat, sollten Sie umgehend und dauerhaft auf eine glutenfreie Ernährung umstellen, gleich, in welcher Intensität sich die Zöliakie bei Ihnen gezeigt hat.

Therapie

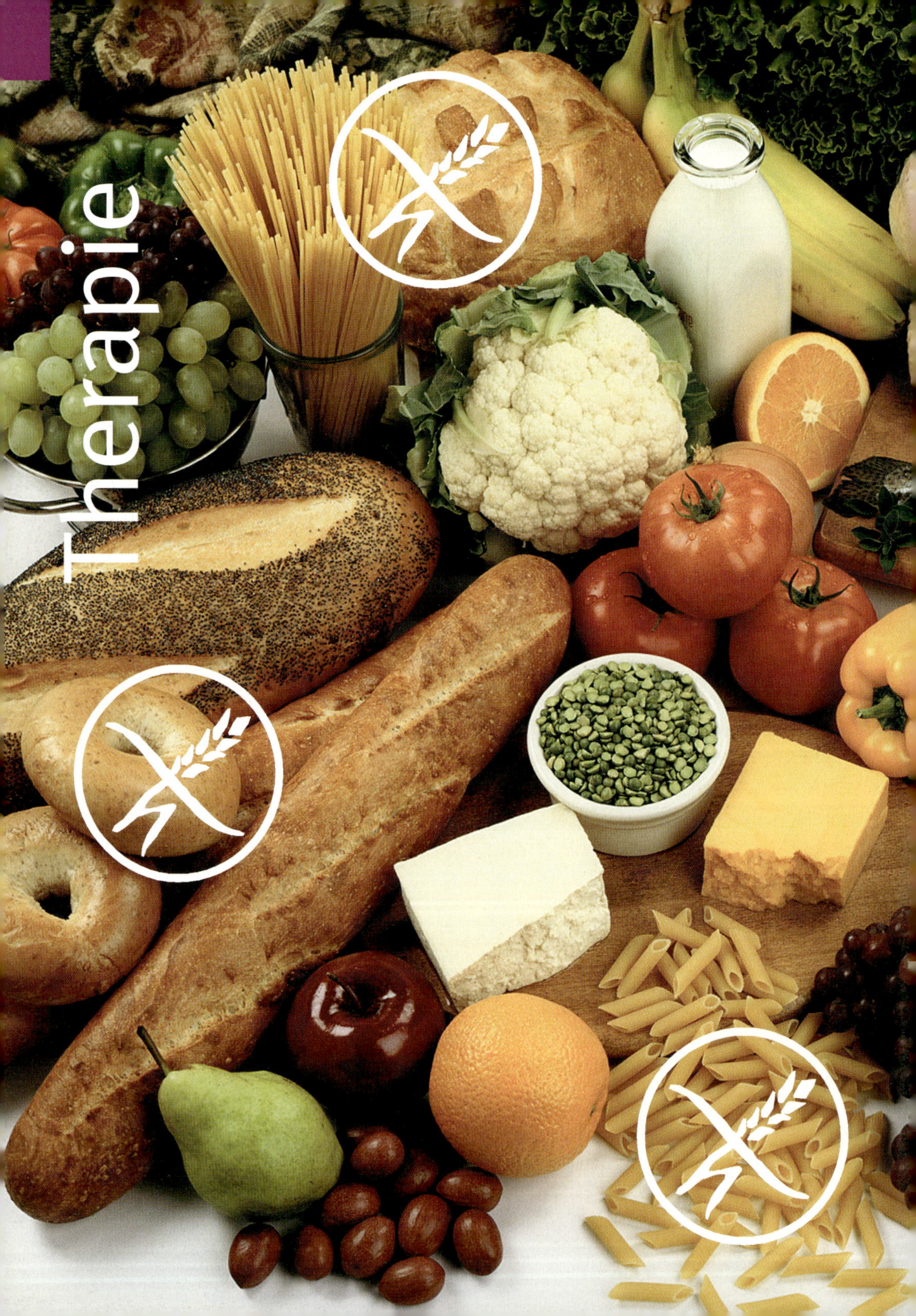

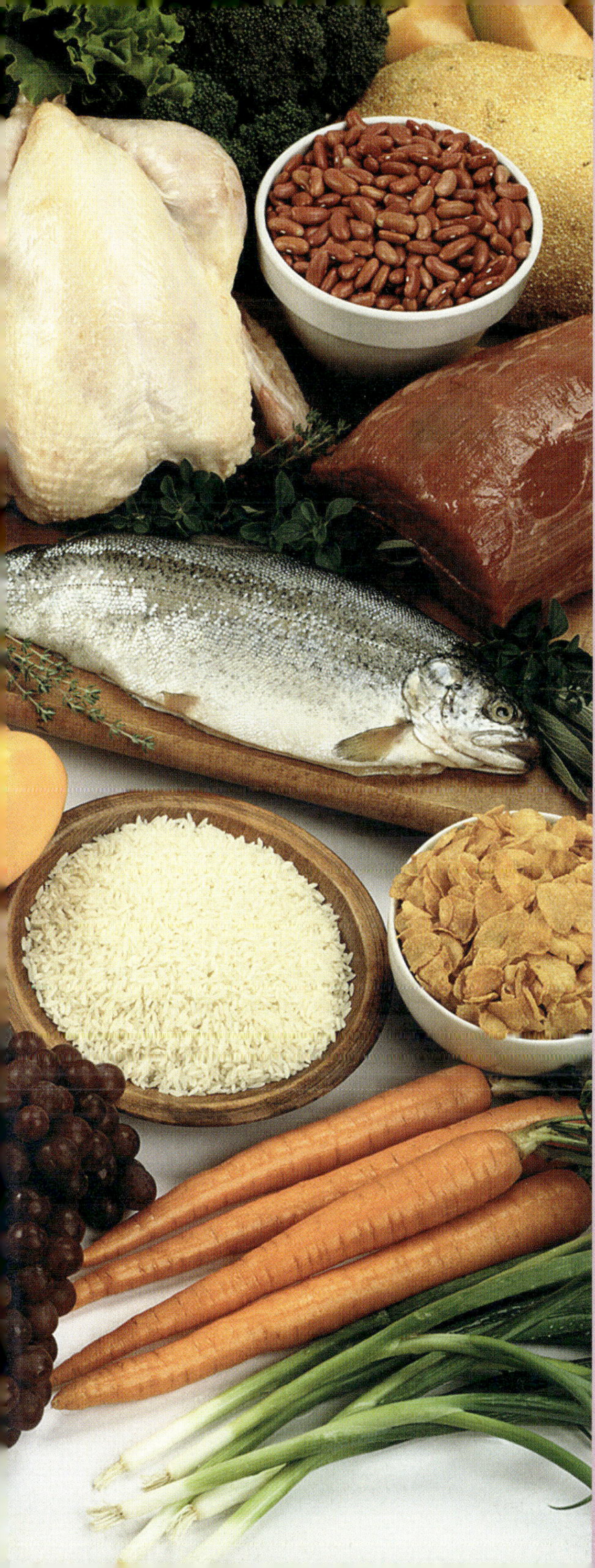

Glutenfreie Ernährung

Wenn die Diagnose »Zöliakie« bei Ihnen feststeht, sollten Sie sich zukünftig nur noch glutenfrei ernähren. Wie die Diät funktioniert und wo Stolperfallen lauern, beschreibt das nächste Kapitel. Sie müssen Ihre Ernährung zwar komplett umstellen, aber zum Glück kann man auch glutenfrei lecker, abwechslungsreich und gesund essen.

Was ist Gluten?

Die Klebereiweiße aller Getreidearten werden unter dem Oberbegriff Gluten zusammengefasst.

Die erste und sicherste Maßnahme zur Behandlung der Zöliakie haben wir selbst in der Hand! Nach der Diagnose muss eine konsequente Umstellung auf glutenfreie Ernährung erfolgen. Dabei ist es nicht damit getan, spezielle glutenfreie Lebensmittel zu verzehren. Es bedarf genauester Kenntnisse in Sachen Gluten.

Die üblichen Getreidesorten Weizen (einschließlich Dinkel, Grünkern, Kamut oder Einkorn), Roggen, Gerste und Hafer enthalten in unterschiedlicher Menge einen Eiweißstoff, der für wichtige Backeigenschaften verantwortlich ist – das Klebereiweiß oder Gluten. Gluten macht den Teig elastisch, bindet Flüssigkeit im Teig und sorgt auch für Zusammenhalt und Biss in Brot und Gebäck. Besonders viel Gluten ist im Weizen enthalten. Deshalb spielt Weizenmehl bei herkömmlichen Backwaren auch die Hauptrolle. Der Bäcker spricht je nach Sorte von »kleberstarkem« oder »kleberschwachem« Mehl. Roggen enthält von Natur aus weniger ähnliche Eiweißkörper und kann deshalb nicht so einfach zu Brot verbacken werden. Meistens wird hier mit Weizenmehl gemischt.

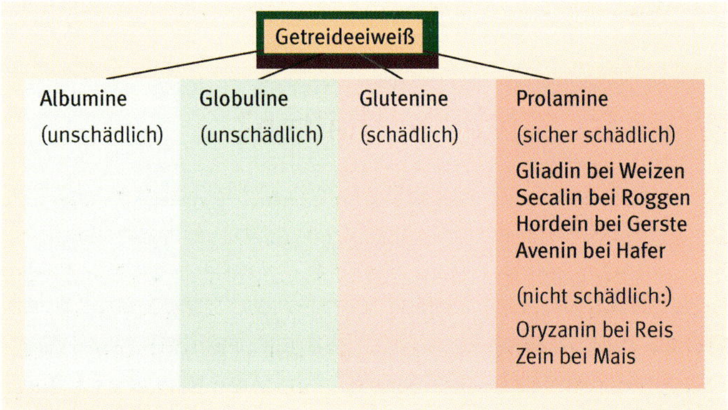

▶ Chemisch betrachtet wird das Getreideeiweiß in unterschiedliche Gruppen eingeteilt.

Welche Getreideeiweiße sind für mich schädlich?

Als schädlich für Zöliakie-Betroffene gelten die Prolamine, eine alkohollösliche Gruppe des Getreideeiweißes (siehe Abbildung). Im Einzelnen handelt es sich bei Weizen und Roggen um Gliadin, bei Gerste um Hordein und bei Hafer um Avenin.

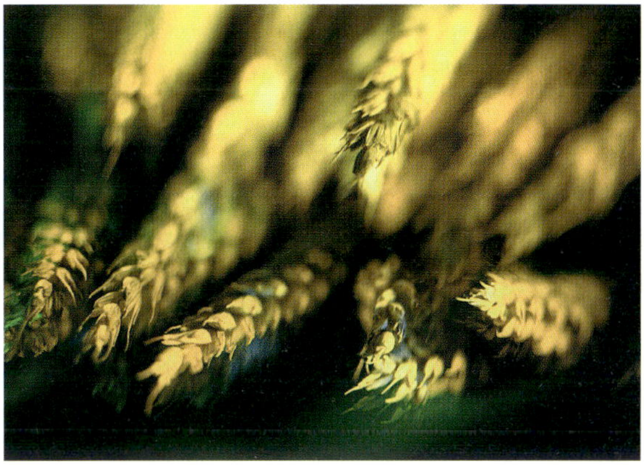

▲ Weizen enthält Gliadin, das von Zöliakie-Betroffenen nicht vertragen wird.

Bei Mais heißt das entsprechende Eiweiß Zein, bei Reis ist es das Oryzanin. Zöliakie-Betroffene reagieren jedoch nur auf die Getreidearten Weizen, Roggen, Gerste, Hafer (wobei die Schädlichkeit von Hafer derzeit umstritten ist) einschließlich ihrer botanischen Verwandten. Mais und Reis werden gut vertragen.

Neuere Untersuchungen weisen darauf hin, dass auch die Glutenine schädliche Auswirkungen auf die Darmschleimhaut haben.

Unter glutenfreier Ernährung versteht man daher das Weglassen von Weizen, Roggen, Gerste und Hafer inklusive der botanischen Verwandten. Hierzu ist eine konsequente und lebenslang einzuhaltende Ernährungsumstellung erforderlich.

Worin ist Gluten enthalten?

Da es sich um einen natürlichen Eiweißbestandteil aus den genannten Getreidesorten handelt, ist Gluten in allen Lebensmittel enthalten, in denen eiweißhaltige Bestandteile dieser Getreide vorkommen. Also zunächst alle Lebensmittel, die Mehl, Grieß, Flocken oder Kleie aus den genannten Getreiden enthalten, naturgemäß in Brot und anderen Backwaren, Teig-

INFO

Hafer in der glutenfreien Ernährung

Mehrere Studien u.a. aus Finnland weisen darauf hin, dass das Hafer-Avenin nicht oder deutlich weniger schädlich ist als das Weizen-Gliadin.

Trotzdem wird in Deutschland weiterhin vom Haferverzehr abgeraten. Zunächst, weil die Studien die Unschädlichkeit nicht für alle Betroffenen jeder Altersklasse beweisen.

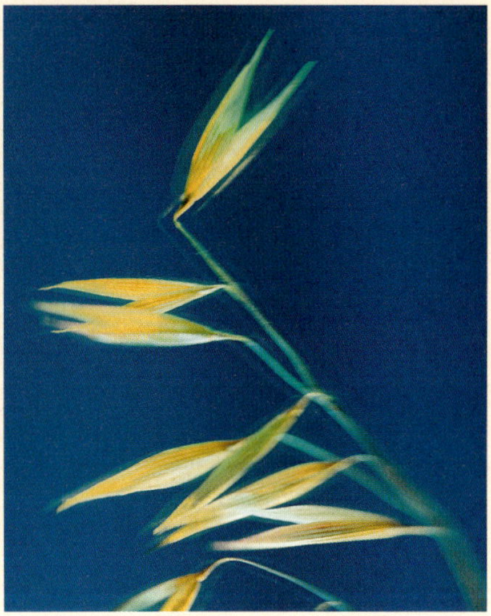

Außerdem gibt es gerade bei Hafer ein großes Risiko der »Verunreinigung« mit normalem Getreide, insbesondere Dinkel. Bereits beim Anbau auf dem Feld ist es möglich, dass auf dem Nachbarfeld angebauter Dinkel sich durch den Pollenflug mit ins Haferfeld sät. Weitere Möglichkeiten der Vermischung gibt es bei der Ernte, Lagerung und vor allem auch der weiteren Verarbeitung des Hafers. Große industrielle Verarbeiter von Hafer garantieren auf keinen Fall die Sortenreinheit. Eine Vermischung von bis zu 4 % mit Fremdgetreide ist auch gesetzlich erlaubt und nicht ungewöhnlich.

In nordeuropäischen Ländern ist Hafer dagegen freigegeben. Es gibt dort sogar mit Hafer hergestellte als glutenfrei gekennzeichnete Produkte sowie Koch- und Backbücher die Rezepte mit Haferanteil enthalten.

Wie Sie in Ihrer eigenen glutenfreien Ernährung auch entscheiden, achten Sie zumindest streng auf die Sortenreinheit und verwenden Sie, wenn überhaupt, nur unverarbeiteten Hafer, den Sie dann selbst mahlen oder zu Flocken quetschen.

waren, Müsli und vielem mehr. Teilweise verbergen sich diese Getreidearten unter anderem Namen, wie z.B. Bulgur, Couscous, Emmer, Triticale.

Es wäre einfach, wenn das beschriebene Getreideeiweiß wirklich nur in Lebensmitteln, die offensichtlich aus den genannten Getreidearten hergestellt werden, vorkäme. Leider besitzt Gluten auch für völlig andere Lebensmittelgruppen

INFO

Darf ich Weizenstärke verwenden?

Der Stärkekern eines Getreidekorns enthält nur einen sehr geringen Eiweißgehalt. Bei der Gewinnung von Weizenstärke wird zudem Gluten durch Auswaschen und Zentrifugieren von der reinen Stärke getrennt. Dabei bleiben Eiweißreste in der Stärke enthalten. Die Trennung ist umso sauberer, je öfter der Vorgang wiederholt wird. Bei Eiweißgehalten von 0,3–0,5 g pro 100 g Stärke sind nur noch sehr kleine Gliadinmengen nachweisbar. Diese Stärke wird als Primastärke bezeichnet.

Der Restgehalt an Gluten steigt unproportional zum Eiweißgehalt an, d. h. eine Weizenstärke mit 0,2 g Resteiweiß ist u. U. frei von nachweisbaren Glutenresten, bei 0,3 g Resteiweiß liegt der Gehalt bei unter 20 mg bei 0,5 g Resteiweiß können es bereits 100 mg Gluten und mehr sein.

Hersteller diätetischer glutenfreier Lebensmittel dürfen Weizenstärke verwenden, wenn der Restglutengehalt nicht über 20 mg pro 100 g nachgewiesen wird. Viele Zöliakie-Betroffene vertragen den Verzehr dieser Weizenstärke problemlos. Vor einigen Jahren war der Nachweis dieser kleinsten Glutenmengen analytisch noch gar nicht möglich. Die Weizenstärke galt daher damals allgemein als glutenfrei.

Trotzdem gibt es immer wieder Betroffene, die auch diese kleinsten Mengen nicht gut vertragen. Wenn dies bei Ihnen der Fall ist, sollten Sie sehr gezielt die Zutatenliste der Lebensmittel durchforsten und weizenstärkehaltige Produkte meiden.

hervorragende technologische Eigenschaften und ist deshalb in der Lebensmittelindustrie ein willkommener natürlicher Hilfsstoff. Gluten bindet Fett und Wasser, emulgiert, stabilisiert und ist ein hervorragender Träger von Aromen und Gewürzen. Die Liste der für die Industrie positiven Eigenschaften ist lang und die Einsatzmöglichkeiten schier unbegrenzt.

Die folgende Tabelle zeigt, wo sich überall Gluten verstecken kann.

Tabelle: Gluten in Lebensmitteln

Lebensmittel	Glutenhaltig durch	Erkennbar durch
Backwaren (Brote, Kuchen, Kekse, Pizza usw.)	Weizenmehl oder -flocken, herkömmliche Weizenstärke, Roggenmehl, Hafermehl oder -flocken, Dinkel, Grünkern	Zutatenliste **Achtung** Der Name des Brotes sagt nichts über die genaue Zusammensetzung aus – z. B. »Sojabrot«, Kartoffelbrot
Frühstückscerealien (Müsli, Cornflakes, Crisps)	Getreideflocken aus Weizen, Roggen, Gerste, Hafer, Gerstenmalz	Zutatenliste **Achtung** Auch Cornflakes können glutenhaltig sein
Teigwaren/Nudeln	Weizenmehl oder -grieß, herkömmliche Weizenstärke, Bulgur, Couscous	Zutatenliste **Achtung** Auch Kartoffelteigwaren (z. B. Gnocchi) und Sojanudeln können glutenhaltig sein
Kartoffelprodukte (Pommes frites, Klöße, Kroketten, Puffer, Püreepulver, Chips)	Panade, Gewürzmischungen, Weizenmehl oder -grieß im Gemisch	Zutatenliste
Milchprodukte (Fruchtjoghurt, Fruchtquark, Milchmischgetränke)	Flocken oder Kleiezusätze, Keks- oder Kuchenbeimischungen zu »modernen« Sorten, Aromen in der Fruchtzubereitung, Gluten als technisches Hilfsmittel	Zutatenliste
Fleischwaren, Wurst und küchenfertige Fleischgerichte	Teigmantel, Paniermehl, Zusatz von Getreidebröseln und -flocken, Kutterhilfsmittel, Würzmittelbeimengungen, Lake und Marinaden	Zutatenliste, wenn diese einsehbar ist **Achtung** Bei eingelegten Grillsteaks und allen Wurstwaren, auch gekochtem Schinken z. B. als Salatzutat
vegetarischer Fleischersatz	Seitan ist reines Gluten	Zutatenliste
Süßwaren und Schokoladenartikel	Gerstenmalzzusätze als Geschmackszutat, Keks- oder Waffelstückchen, Getreidecrisps, Mehl zum Ausstäuben der Formen und in Dragee-Umhüllungen, Mehl in Lakriz	Zutatenliste **Achtung** Bei offenen Artikeln wie Popcorn, dragierten Mandeln und Nüssen auf dem Jahrmarkt

Fortsetzung Tabelle

Lebensmittel	Glutenhaltig durch	Erkennbar durch
Gemüse	Weizenmehl in Fertigsaucen oder beigefügter Kräuterbutter, Gluten in Konservenflüssigkeit und Gewürzlaken, Sojasauce mit Weizen als Würzlake	Zutatenliste **Achtung** Bisher galten Konserven oft als unbedenklich. Vorsicht bei Light-Produkten und Aroma-Zusätzen
Obst	Gluten in Konserven, Mehl als Trennmittel von Trockenfrüchten	Zutatenliste **Achtung** Konserven in klaren Flüssigkeiten galten bisher oft als unbedenklich, sind es aber nicht! Keine losen Trockenfrüchte einkaufen!
Speiseeis	Gluten als technologisches Hilfsmittel zur Bindung, Waffelstückchen oder Keksbeimischungen, Aroma stoff-Träger	Zutatenliste **Achtung** Zutatenlisten in Eisdielen oder beim Eiswagenverkäufer oft nicht einsehbar
Würzmittel (Sojasauce, Gewürzmischungen, Gewürzzubereitungen, Ketchup)	Weizen als Zutat, Gluten als Träger- oder Füllstoff	Zutatenliste
Getränke	Bier, Malzbier, Kaffee-Ersatzprodukte und Whiskey durch Malzzusatz; Mischgetränke und Tee durch Gluten in Aromen Cappuccino und Milchkaffees mit spezieller Milch	Zutatenliste **Achtung** Im freien Ausschank oder Cafés ist es oft nicht möglich die Zutatenliste einzusehen – hier hilft nur nachfragen (welche Milch z. B. für den Café au lait verwendet wird)
Medikamente	Weizenmehl zum Dragieren, oder als Zutat von Emulsionen; Malz als Geschmackszutat	Packungsbeilage
Zahnpasta, Lippenstift, Kleiebad	Gluten als Trägerstoff von Aromen, Farbstoffen etc.	Zutatenliste, evtl. Packungsbeilage

Wie finde ich Gluten in Lebensmitteln?

Grundsätzlich muss man davon ausgehen, dass jedes verarbeitete Lebensmittel Gluten enthalten kann.

Die Zutatenliste von Lebensmitteln stellt ein wichtiges Auswahlkriterium beim Einkauf dar. Seit Ende November 2005 ist eine neue Kennzeichnungsverordnung für verpackte Lebensmittel in Kraft getreten. Diese gilt innerhalb der EU und ist als »Allergie-Kennzeichnung« bekannt. Nach der alten Kennzeichnungsverordnung mussten längst nicht alle Zutaten eines Lebensmittels genau aufgeschlüsselt und deutlich gekennzeichnet sein.

Es gab besondere Regelungen, die es unmöglich machten, z. B. glutenhaltige Bestandteile anhand der Zutatenliste zu entdecken. Weil die Zahl der Menschen, die auf bestimmte Nahrungsmittel unverträglich oder allergisch reagieren, immer größer wird, bestand schon lange die Forderung nach klareren Kennzeichnungsvorschriften.

Es wurden 12 Hauptallergene festgelegt, die grundsätzlich immer gekennzeichnet werden müssen, sofern sie absichtlich als Zutat dem Lebensmittel zugefügt werden. Diese Allergene müssen auch dann genannt werden, wenn sie nur in winzigsten Mengen eingesetzt werden, z. B. als Trägerstoff eines Aromas oder als Hilfsstoff bei der Produktion. Zu den festgelegten, zu kennzeichnenden Allergenen gehören glutenhaltige Getreide sowie reines Gluten.

INFO

Allergie-Kennzeichnung

Grundsätzlich zu kennzeichnen sind: Ei, Erdnuss, Fisch, glutenhaltiges Getreide (inkl. Hafer), Krebse, Milch einschließlich Laktose, Schalenfrüchte (= Nüsse, Mandeln aller Art), Schwefeldioxid und Sulfite, Sellerie, Senf, Sesam, Soja sowie aus den genannten Lebensmitteln hergestellte Erzeugnisse.

Was bringt die neue Kennzeichnungs-pflicht?

Auf den ersten Blick bringt die neue Kennzeichnungsverordnung für Zöliakie-Betroffene ausschließlich Vorteile. Können wir jetzt doch endlich alleine anhand der Zutatenliste entscheiden, ob ein Produkt in unserem Einkaufswagen landet oder nicht. Oft ist es aber nun gerade nicht einfacher geworden:

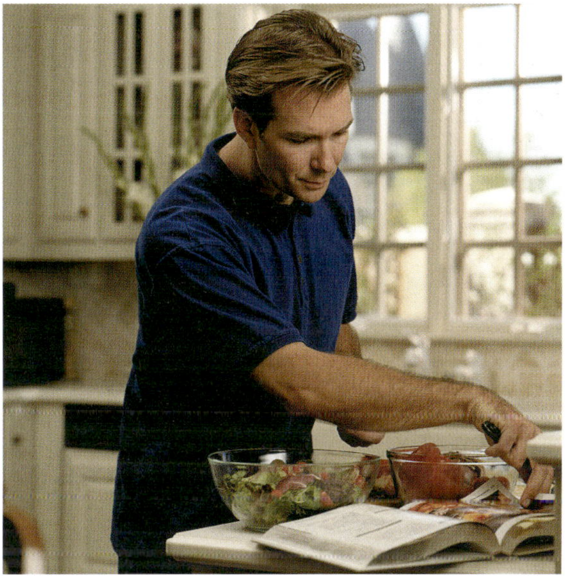

▲ Das genaue Lesen von Zutatenlisten ist Pflicht.

Mühseliges Entziffern. Die Zutatenlisten der Lebensmittel sind um einiges länger geworden und häufig in extrem kleiner Schrift aufgedruckt. Das Entziffern ist langwierig und mühsam, der Einkauf ist viel zeitaufwendiger als zuvor.

Auch winzige Mengen werden genannt. Die Allergene werden oft in Klammern nach der entsprechenden Zutat genannt, deren Bestandteil sie sind – z. B. Aroma (Milch). Bei einer Laktose-Intoleranz ist diese Menge an Milch jedoch überhaupt nicht beschwerdeauslösend.

Harmloser Glukosesirup. Verzuckerungsprodukte von Weizen z. B. Glukosesirup oder Maltodextrine haben keinerlei schädigende Wirkung auf die Darmschleimhaut mehr. Laut einer nachträglichen Ausnahmegenehmigung muss der Weizen als Ursprungsprodukt hier auch nicht mehr genannt werden. Trotzdem gibt es in vielen Zutatenlisten den Hinweis Glukosesirup (aus Weizen), was bei Zöliakie-Betroffenen zu Verwirrung führt.

Hydrolisiertes Weizeneiweiß. Insbesondere bei Suppenpulvern und anderen Produkten mit der Zutat Würze oder auch

Sojasauce taucht der Begriff hydrolisiertes Weizeneiweiß auf. Hier handelt es sich um ein zerlegtes Eiweiß, welches der Körper nicht mehr erkennt. Es ist zwar eher unwahrscheinlich, dass diese Eiweißbruchstücke bei Zöliakie-Betroffenen schädlich sind. Lassen Sie diese Produkte trotzdem besser weg.

... kann Spuren von Gluten enthalten. Kann der Produzent eines Lebensmittel nicht klar ausschließen, dass es bei der Produktion zu einer Vermischung mit glutenhaltigen Zutaten kommen könnte, ist ein Warnhinweis im Anschluss an die Zutatenliste aufgedruckt: »Kann Spuren von Gluten enthalten«. Auch wenn letztlich gar kein Gluten enthalten ist, liegt das Risiko, Produkte mit diesem Hinweis zu verwenden, dann alleine beim Verbraucher. Zur Absicherung werden wir diesen Warnhinweis leider immer häufiger lesen.

▼ Die Positiv-Listen der DZG sind sehr umfangreich.

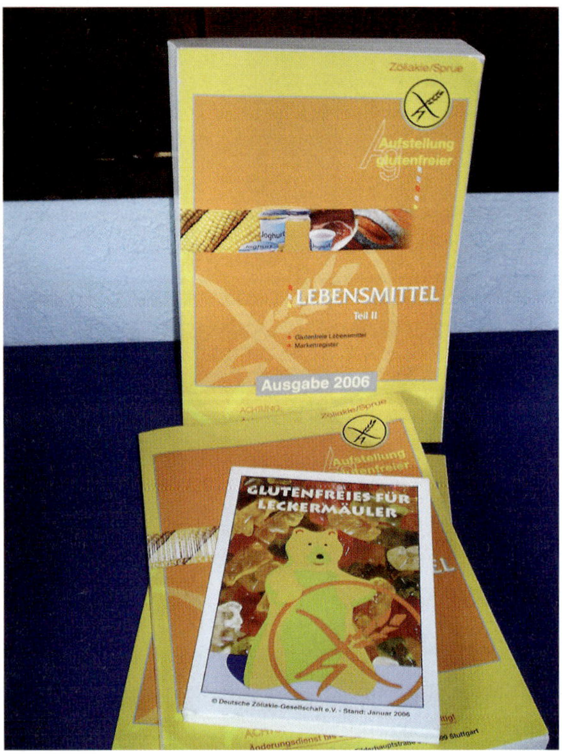

Alte oder neue Deklaration? Im Handel sind nach wie vor Produkte erhältlich, die nach der alten Verordnung deklariert sind. Lebensmittel, die vor dem 25.11.05 hergestellt und verpackt wurden und recht lange haltbar sind, können bis zum vollständigen Abverkauf auch mit der alten Deklaration verkauft werden. Nach diesen alten Vorschriften kann sich Gluten hinter vielen Dingen für den Verbraucher unkenntlich machen. Es ist allerdings nicht immer deutlich zu sehen, ob nach alter oder neuer Verordnung beschriftet wurde.

Vorsicht bei Importprodukten. Importierte Lebensmittel aus Ländern, die nicht der EU angehören, werden häufig unklar deklariert. Hier müssen Sie besonders vorsichtig bei der Auswahl sein und evtl. auch einmal die englische Kennzeichnung unter die Lupe nehmen, da sich bei den Übersetzungen bereits Fehler einschleichen können. Beachten Sie auch, dass gerade diese importierten Produkte Gluten enthalten können, auch wenn nach der deutschen Auffassung keine glutenhaltigen Zutaten zu erwarten sind.

Tipps für Ihren Einkauf

Hilfreich zur Lebensmittel-Auswahl sind weiterhin die ausführlichen Listen der Deutschen Zöliakie-Gesellschaft e.V. (DZG). Hier werden Produkte, die der Hersteller auf Nachfrage als glutenfrei genannt hat, mit genauer Bezeichnung aufgeführt. Es gibt Listen für Lebensmittel, aber auch für Arzneimittel, Nahrungsergänzungsmittel und Zahn- und Körperpflegeprodukte. Ich kann mich bereits zu Hause beim Erstellen des Einkaufszettels mit den entsprechenden Listen auseinandersetzen und Firmen auswählen, die in der Positiv-Liste genannt sind. Wird z. B. ein Ketchup benötigt, werde ich in Klammern zwei bis drei relevante Produkte schreiben, die ich dann schnell beim Einkauf finden kann. Das macht den Einkauf deutlich zeitsparender!

▼ Meine Einkaufsliste.

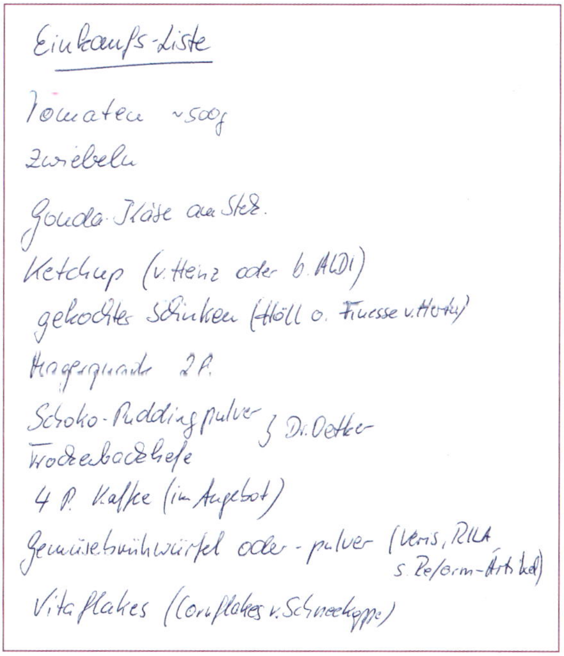
Einkaufs-Liste
Tomaten ~500g
Zwiebeln
Gouda-Käse am Stck.
Ketchup (v. Heinz oder b. ALDI)
gekochter Schinken (Höll o. Finesse v. Hofty)
Magerquark 2P.
Schoko-Puddingpulver } Dr. Oetker
Trockenbackhefe
4 P. Kaffee (im Angebot)
Gemüsebrühwürfel oder -pulver (Vemis, RILA s. Reform-Artikel)
Vitaflakes (Cornflakes v. Schneekoppe)

Ein kontrollierender Blick auf die Zutatenliste des Produktes ist trotzdem immer ratsam, da Rezepturen auch mal geändert werden können.

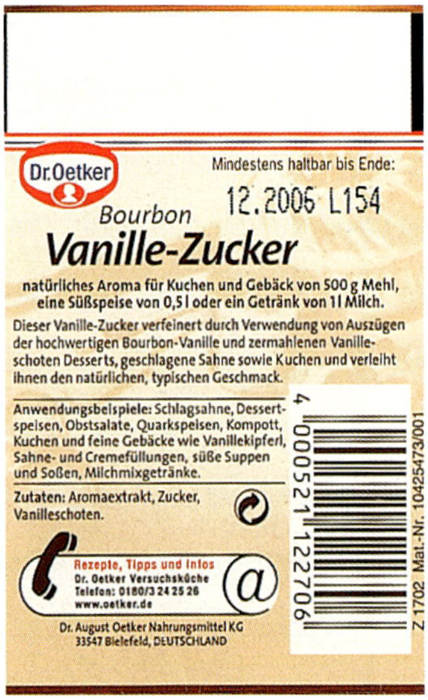
Dr.Oetker
Mindestens haltbar bis Ende:
12.2006 L154
Bourbon
Vanille-Zucker
natürliches Aroma für Kuchen und Gebäck von 500 g Mehl, eine Süßspeise von 0,5 l oder ein Getränk von 1 l Milch.
Dieser Vanille-Zucker verfeinert durch Verwendung von Auszügen der hochwertigen Bourbon-Vanille und zermahlenen Vanilleschoten Desserts, geschlagene Sahne sowie Kuchen und verleiht ihnen den natürlichen, typischen Geschmack.
Anwendungsbeispiele: Schlagsahne, Dessertspeisen, Obstsalate, Quarkspeisen, Kompott, Kuchen und feine Gebäcke wie Vanillekipferl, Sahne- und Cremefüllungen, süße Suppen und Soßen, Milchmixgetränke.
Zutaten: Aromaextrakt, Zucker, Vanilleschoten.
Rezepte, Tipps und Infos
Dr. Oetker Versuchsküche
Telefon: 0180/3 24 25 26
www.oetker.de
Dr. August Oetker Nahrungsmittel KG
33547 Bielefeld, DEUTSCHLAND
4 000521 122706
Z 1702 Mat.-Nr. 10425473/001

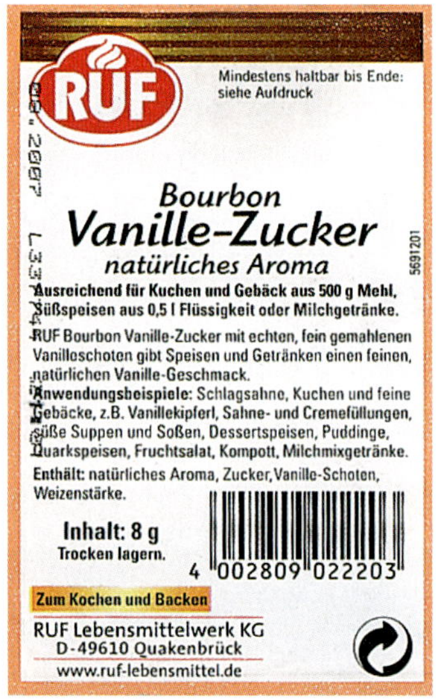
RUF
Mindestens haltbar bis Ende:
siehe Aufdruck
Bourbon
Vanille-Zucker
natürliches Aroma
Ausreichend für Kuchen und Gebäck aus 500 g Mehl, Süßspeisen aus 0,5 l Flüssigkeit oder Milchgetränke.
RUF Bourbon Vanille-Zucker mit echten, fein gemahlenen Vanilleschoten gibt Speisen und Getränken einen feinen, natürlichen Vanille-Geschmack.
Anwendungsbeispiele: Schlagsahne, Kuchen und feine Gebäcke, z.B. Vanillekipferl, Sahne- und Cremefüllungen, süße Suppen und Soßen, Dessertspeisen, Puddinge, Quarkspeisen, Fruchtsalat, Kompott, Milchmixgetränke.
Enthält: natürliches Aroma, Zucker, Vanille-Schoten, Weizenstärke.
Inhalt: 8 g
Trocken lagern.
4 002809 022203
5691201
Zum Kochen und Backen
RUF Lebensmittelwerk KG
D-49610 Quakenbrück
www.ruf-lebensmittel.de

◀ Zwei Päckchen Vanillezucker; ähnlich in der Aufmachung. Beim RUF-Erzeugnis steht Weizenstärke in der Zutatenliste. Da es kein diätetisches Lebensmittel ist, kann die Weizenstärke größere Restmengen an Gluten enthalten. Und richtig: In der DZG-Liste ist RUF-Vanillezucker als glutenhaltig aufgeführt.

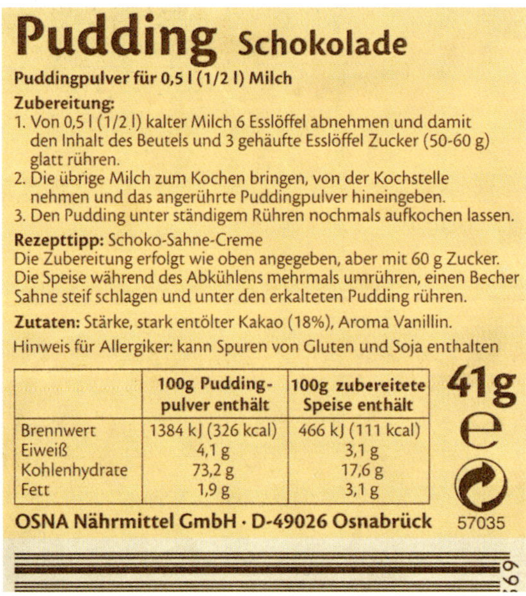

◀ Schokoladenpuddingpulver mit neuer Kennzeichnung: glutenfreie Zutaten (auch die Stärke kann keine Weizenstärke sein), aber mit dem Warnhinweis, dass Spuren von Gluten enthalten sein können (= Kontaminationsrisiko).

▲ Zutatenlisten

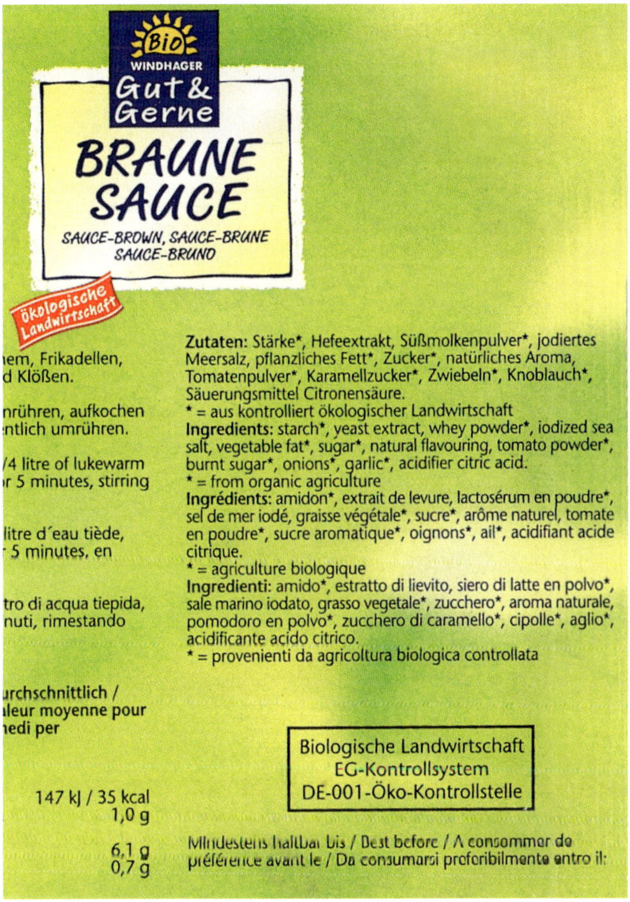
Bio
WINDHAGER
Gut & Gerne
BRAUNE SAUCE
SAUCE-BROWN, SAUCE-BRUNE
SAUCE-BRUNO
ökologische Landwirtschaft
Zutaten: Stärke*, Hefeextrakt, Süßmolkenpulver*, jodiertes Meersalz, pflanzliches Fett*, Zucker*, natürliches Aroma, Tomatenpulver*, Karamellzucker*, Zwiebeln*, Knoblauch*, Säuerungsmittel Citronensäure.
* = aus kontrolliert ökologischer Landwirtschaft
Ingredients: starch*, yeast extract, whey powder*, iodized sea salt, vegetable fat*, sugar*, natural flavouring, tomato powder*, burnt sugar*, onions*, garlic*, acidifier citric acid.
* = from organic agriculture
Ingrédients: amidon*, extrait de levure, lactosérum en poudre*, sel de mer iodé, graisse végétale*, sucre*, arôme naturel, tomate en poudre*, sucre aromatique*, oignons*, ail*, acidifiant acide citrique.
* = agriculture biologique
Ingredienti: amido*, estratto di lievito, siero di latte en polvo*, sale marino iodato, grasso vegetale*, zucchero*, aroma naturale, pomodoro en polvo*, zucchero di caramello*, cipolle*, aglio*, acidificante acido citrico.
* = provenienti da agricoltura biologica controllata
Biologische Landwirtschaft
EG-Kontrollsystem
DE-001-Öko-Kontrollstelle
147 kJ / 35 kcal
1,0 g
6,1 g
0,7 g

▲ Braune Sauce – laut Kennzeichnung keine Spur von Gluten, kein Warnhinweis. Die Firma ist mit Produkten in der DZG-Liste genannt, dieses ist jedoch nicht als glutenfrei aufgeführt – alte Kennzeichnung?

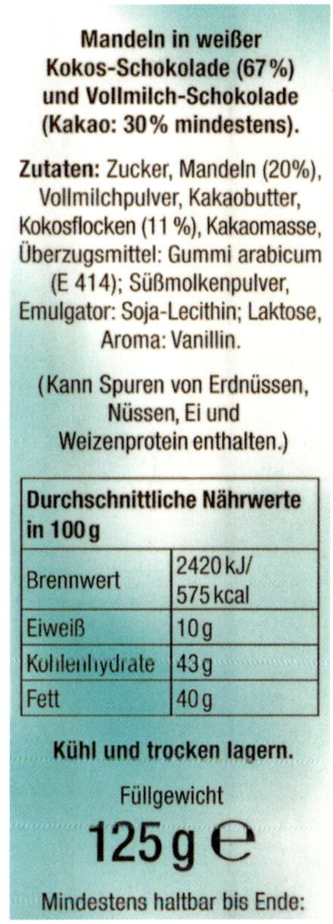

▲ Essen oder nicht? Mandeln in Schokolade – ein Süßwarenprodukt mit dem Warnhinweis auf Weizenprotein. In der Zutatenliste keine kritischen Zutaten – in der DZG-Liste nicht genannt.

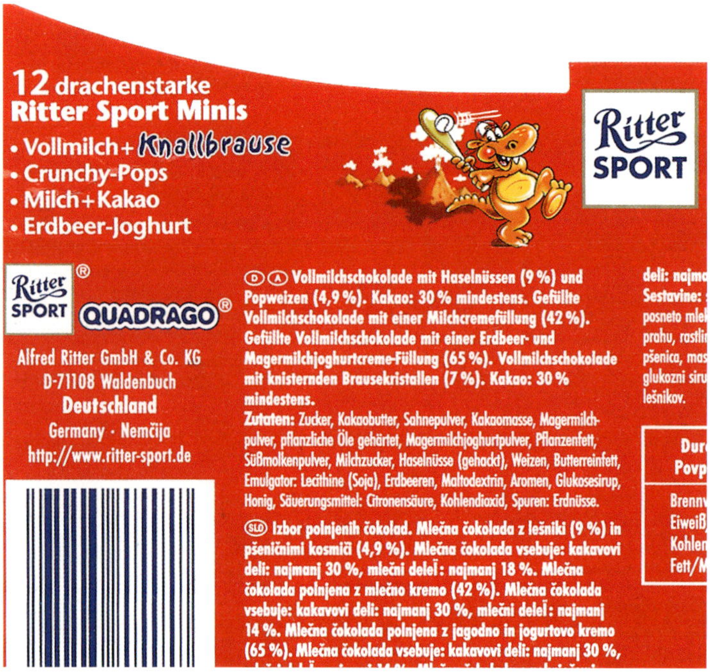
12 drachenstarke
Ritter Sport Minis
• Vollmilch+Knallbrause
• Crunchy-Pops
• Milch+Kakao
• Erdbeer-Joghurt
Ritter SPORT
Ritter SPORT QUADRAGO
Alfred Ritter GmbH & Co. KG
D-71108 Waldenbuch
Deutschland
Germany · Nemčija
http://www.ritter-sport.de
D A Vollmilchschokolade mit Haselnüssen (9 %) und Popweizen (4,9 %). Kakao: 30 % mindestens. Gefüllte Vollmilchschokolade mit einer Milchcremefüllung (42 %). Gefüllte Vollmilchschokolade mit einer Erdbeer- und Magermilchjoghurtcreme-Füllung (65 %). Vollmilchschokolade mit knisternden Brausekristallen (7 %). Kakao: 30 % mindestens.
Zutaten: Zucker, Kakaobutter, Sahnepulver, Kakaomasse, Magermilchpulver, pflanzliche Öle gehärtet, Magermilchjoghurtpulver, Pflanzenfett, Süßmolkenpulver, Milchzucker, Haselnüsse (gehackt), Weizen, Butterreinfett, Emulgator: Lecithine (Soja), Erdbeeren, Maltodextrin, Aromen, Glukosesirup, Honig, Säuerungsmittel: Citronensäure, Kohlendioxid, Spuren: Erdnüsse.
SLO Izbor polnjenih čokolad. Mlečna čokolada z lešniki (9 %) in pšeničnimi kosmiči (4,9 %). Mlečna čokolada vsebuje: kakavovi deli: najmanj 30 %, mlečni deleži: najmanj 18 %. Mlečna čokolada polnjena z mlečno kremo (42 %). Mlečna čokolada vsebuje: kakavovi deli: najmanj 30 %, mlečni deleži: najmanj 14 %. Mlečna čokolada polnjena z jagodno in jogurtovo kremo (65 %). Mlečna čokolada vsebuje: kakavovi deli: najmanj 30 %,

◀ Schwierig zu trennen: mehrere Schokoladensorten in einer Packung mit einheitlicher Deklaration; dabei sind einige Sorten eigentlich glutenfrei zusammengesetzt.

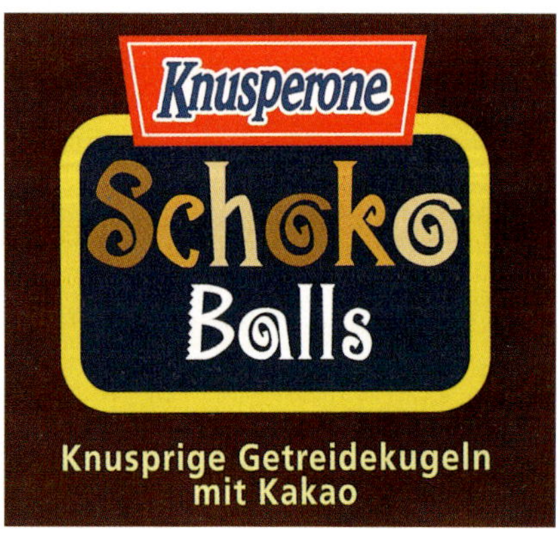
Knusperone
Schoko
Balls
Knusprige Getreidekugeln mit Kakao

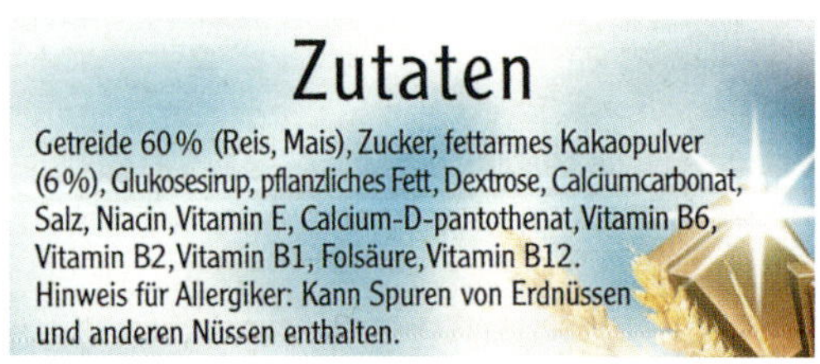

▲ Die Knusprigen Getreidekugeln sind erfreulicherweise und unerwartet glutenfrei – trotz anders hinweisender Abbildung.

▲ Zutatenlisten

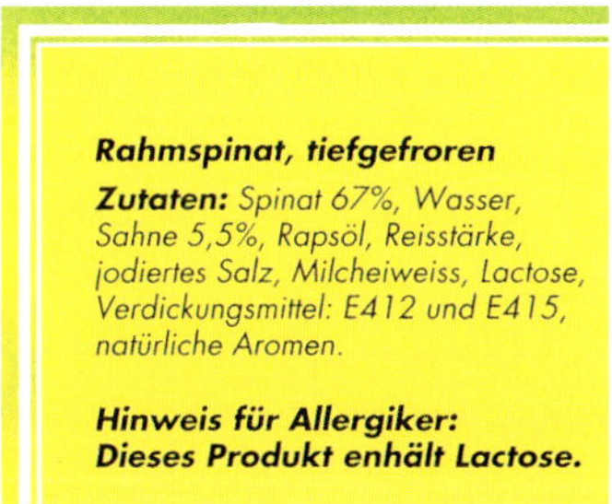
Rahmspinat, tiefgefroren
Zutaten: Spinat 67%, Wasser, Sahne 5,5%, Rapsöl, Reisstärke, jodiertes Salz, Milcheiweiss, Lactose, Verdickungsmittel: E412 und E415, natürliche Aromen.
Hinweis für Allergiker: Dieses Produkt enhält Lactose.

▲ Rahmspinat – ein Produkt, was meistens glutenhaltig ist – in diesem Fall laut neuer Kennzeichnung keine Spur von Weizen & Co.

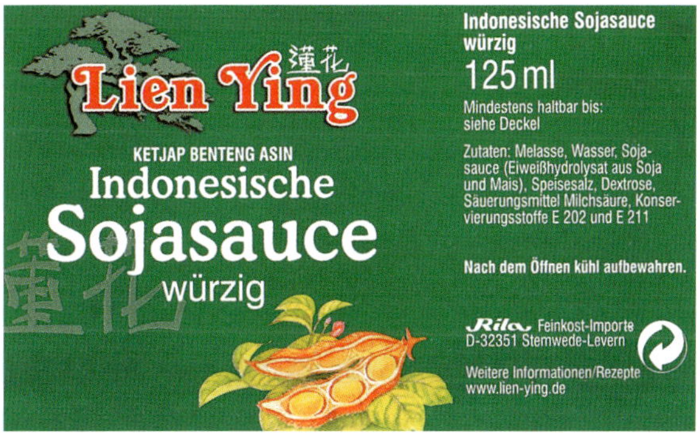
Lien Ying
KETJAP BENTENG ASIN
Indonesische
Sojasauce
würzig
Indonesische Sojasauce würzig
125 ml
Mindestens haltbar bis: siehe Deckel
Zutaten: Melasse, Wasser, Sojasauce (Eiweißhydrolysat aus Soja und Mais), Speisesalz, Dextrose, Säuerungsmittel Milchsäure, Konservierungsstoffe E 202 und E 211
Nach dem Öffnen kühl aufbewahren.
Rila Feinkost-Importe D-32351 Stemwede-Levern
Weitere Informationen/Rezepte www.lien-ying.de

▲ Unerwartet glutenfrei: Sojasauce ist häufig ein Produkt mit hydrolisiertem Weizenprotein. Dieses ist für uns jedoch okay!

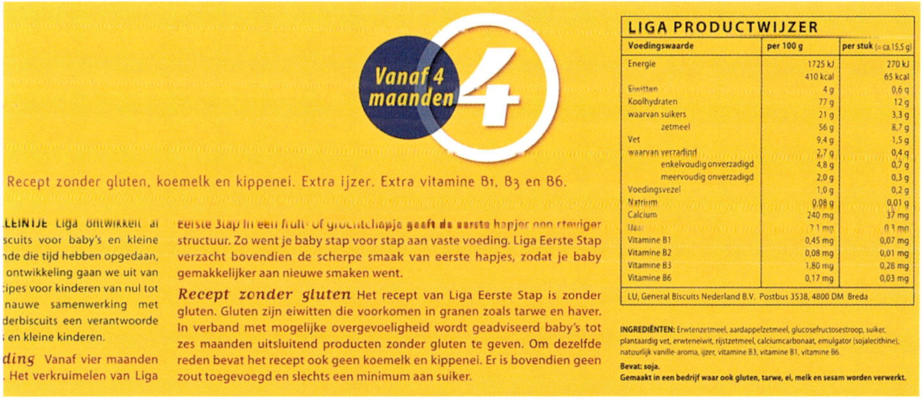
Vanaf 4 maanden
4
Recept zonder gluten, koemelk en kippenei. Extra ijzer. Extra vitamine B1, B3 en B6.
structuur. Zo went je baby stap voor stap aan vaste voeding. Liga Eerste Stap verzacht bovendien de scherpe smaak van eerste hapjes, zodat je baby gemakkelijker aan nieuwe smaken went.
Recept zonder gluten Het recept van Liga Eerste Stap is zonder gluten. Gluten zijn eiwitten die voorkomen in granen zoals tarwe en haver. In verband met mogelijke overgevoeligheid wordt geadviseerd baby's tot zes maanden uitsluitend producten zonder gluten te geven. Om dezelfde reden bevat het recept ook geen koemelk en kippenei. Er is bovendien geen zout toegevoegd en slechts een minimum aan suiker.
LIGA PRODUCTWIJZER
Voedingswaarde | per 100 g | per stuk (= ca.15,5 g)
Energie 1725 kJ 410 kcal | 270 kJ 65 kcal
Eiwitten 4 g | 0,6 g
Koolhydraten 77 g | 12 g
waarvan suikers 21 g | 3,3 g
zetmeel 56 g | 8,7 g
Vet 9,4 g | 1,5 g
waarvan verzadigd 2,7 g | 0,4 g
enkelvoudig onverzadigd 4,8 g | 0,7 g
meervoudig onverzadigd 2,0 g | 0,3 g
Voedingsvezel 1,0 g | 0,2 g
Natrium 0,08 g | 0,01 g
Calcium 240 mg | 37 mg
Vitamine B1 0,45 mg | 0,07 mg
Vitamine B2 0,08 mg | 0,01 mg
Vitamine B3 1,80 mg | 0,28 mg
Vitamine B6 0,17 mg | 0,03 mg
LU, General Biscuits Nederland B.V. Postbus 3538, 4800 DM Breda
INGREDIËNTEN: Erwtenzetmeel, aardappelzetmeel, glucosefructosestroop, suiker, plantaardig vet, erwteneiwit, rijstzetmeel, calciumcarbonaat, emulgator (sojalecithine), natuurlijk vanille-aroma, ijzer, vitamine B3, vitamine B1, vitamine B6.
Bevat: soja.
Gemaakt in een bedrijf waar ook gluten, tarwe, ei, melk en sesam worden verwerkt.

▲ Eine echte Blüte der Kennzeichnungs-Verordnung – leider nur auf Niederländisch zu haben: Liga Keks laut Rezept ohne Gluten, Kuhmilch und Hühnerei – als Warnhinweis: kann Gluten, Weizen, Milch und Ei enthalten.

Die neue Allergie-Kennzeichnungsverordnung gilt zurzeit nur für verpackte Lebensmittel. Eine entsprechend gültige Verordnung für lose abgegebene Waren wie Wurstwaren, Speiseeis oder ganze Menüs in Restaurants, Krankenhäusern, Kantinen oder bei der Verpflegung in Heimen und Tageseinrichtungen existiert noch nicht.

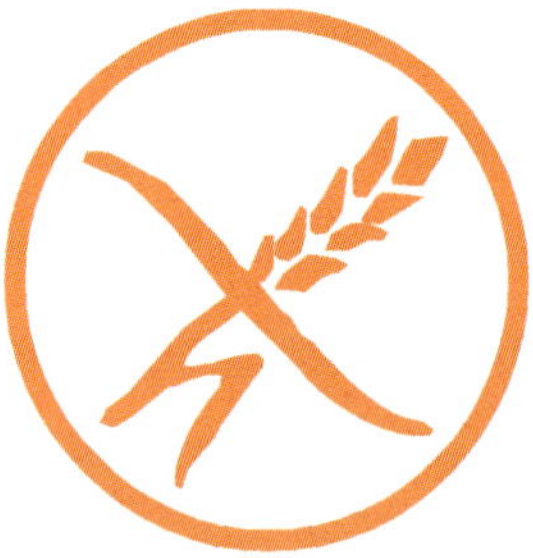

▲ Das »Glutenfrei-Zeichen« darf nur auf überprüfte Lebensmittel.

Lebensmittel, die speziell für Zöliakie-Betroffene hergestellt werden, unterliegen einer besonderen Sorgfaltspflicht bei der Produktion und einer gesonderten Kennzeichnung. Sie gehören zu den diätetischen Lebensmitteln. Häufig finden wir das Symbol der durchgestrichenen Weizenähre auf der Verpackung.

ZUSAMMENFASSUNG

Wie finde ich Gluten in Lebensmitteln?

- Gluten und glutenhaltiges Getreide muss seit Ende 2005 grundsätzlich deklariert werden, wenn es als Zutat eingesetzt wird.
- Zutaten, die aus glutenhaltigen Getreiden gewonnen werden, müssen unter Nennung dieser Getreideart deklariert sein (z. B. Weizenstärke)
- Aus Getreide hergestellte Glukose oder Dextrine sind von der Kennzeichnung ausgenommen, da eine schädliche Wirkung sehr unwahrscheinlich ist.
- Herstellungsbedingt vermutete Verunreinigungen mit Gluten können als Warnhinweis, oft in eckigen Klammern, auf dem Lebensmittel genannt werden.
- Die Umsetzung der Verordnung wird von den Herstellern noch sehr unterschiedlich vorgenommen.
- »Alt« gekennzeichnete Produkte mit langer Haltbarkeit können noch im Handel sein.
- Achtung bei importierten Lebensmitteln aus nicht EU-Ländern!
- Die neue Kennzeichnungsverordnung gilt nur für verpackte Lebensmittel.

Was kann ich noch essen?

Bei all diesen Verordnungen und Vorschriften schwirrt einem leicht der Kopf und Sie fragen sich möglicherweise verwirrt, was Sie denn nun noch bedenkenlos essen dürfen.

Zunächst einmal deshalb eine Auflistung von natürlichen, unverarbeiteten Lebensmitteln, die Sie unbedenklich einkaufen und verzehren dürfen:

Glutenfreie Nahrungsmitel

Nährmittel	Reis, Mais, Hirse, Teff, Buchweizen, Quinoa, Amaranth, Kartoffeln, Soja, Tapioka, Sago, Sorghum
Saaten und Nüsse	Sonnenblumenkerne, Sesam, Leinsamen, Kürbiskerne, Mohn, Nüsse, Mandeln
Fleisch, Geflügel, Eier	alle Sorten, unzubereitet
Fisch, Krusten- und Schalentiere	alle Sorten, unzubereitet
Milch und Milchprodukte	»natur«: Joghurt, Dickmilch, Sahne, Schmand, Kefir, Buttermilch, Quark sowie Naturkäsesorten mit unbemehlter Rinde: Gouda, Edamer, Emmentaler, Tilsiter
Speisefette	Butter, Butterschmalz, Margarine, Speiseöl (Ausnahme: kalt gepresstes Weizenkeimöl), Kokosfett
Gemüse	alle Sorten roh oder »natur tiefgekühlt« ohne Gewürzzubereitungen und Saucen
Obst	alle Sorten roh oder »natur tiefgekühlt«
Zucker, Honig, Sirup, Marmelade	
Gewürze und Kräuter	Einzelgewürze, frische, tiefgekühlte oder getrocknete Kräuter und Salz
Backhefe	frisch als Hefewürfel; zurzeit auch noch alle Trockenhefeprodukte, die in Deutschland erhältlich sind
Getränke	Bohnenkaffee, Tee (nicht aromatisiert), Kakaopulver, Fruchtsäfte, Mineral- und Tafelwasser, Wein, klare Spirituosen

All das darf Mama essen

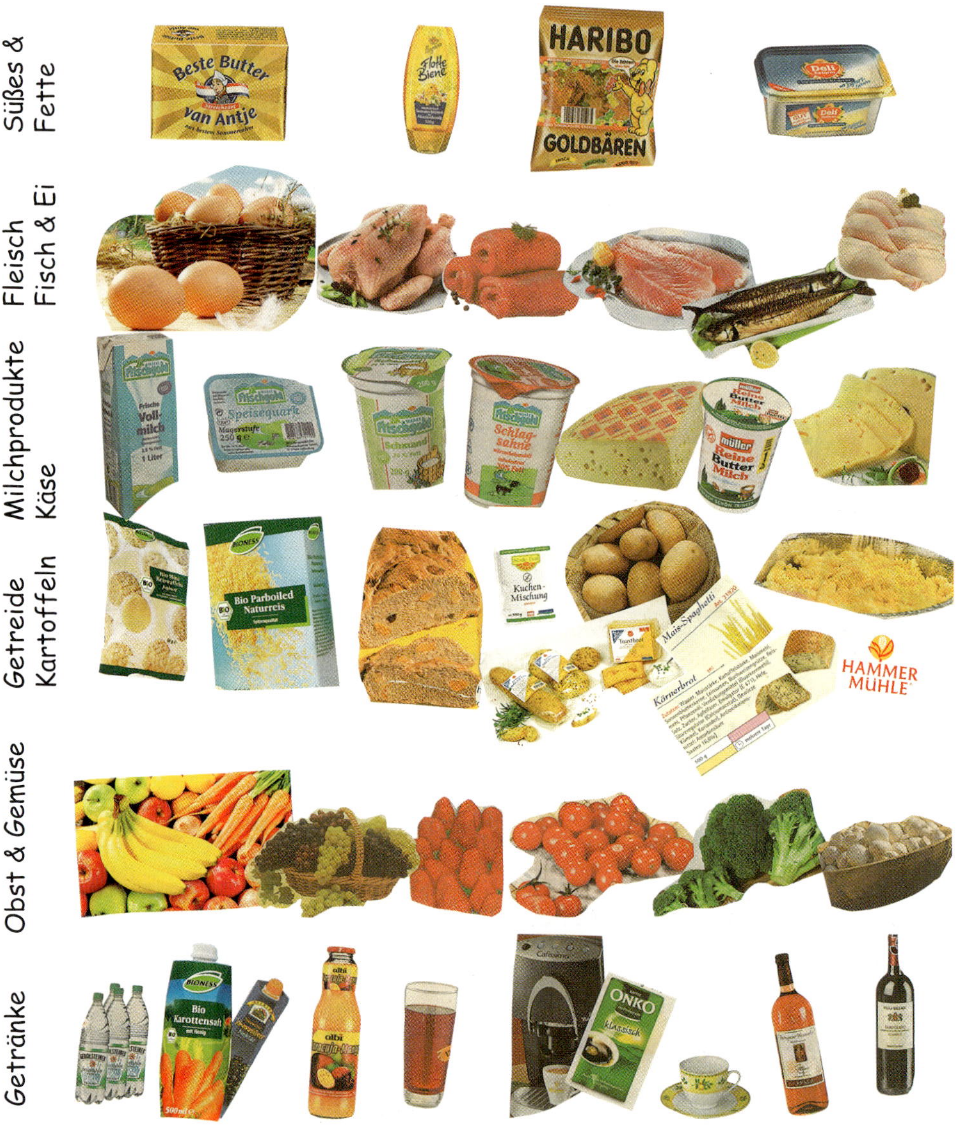

▲ Bildcollage meiner Kinder nach dem Prinzip der Ernährungspyramide.

Um sich immer wieder zu verdeutlichen, wie groß die Auswahl an naturbelassenen Lebensmitteln für Sie ist, fertigen Sie am besten ein Plakat an, auf dem Sie alle unbedenklichen Dinge, die Sie auch gerne essen und gut vertragen, detailliert aufführen. Ein solches Plakat kann auch gut als Bildcollage hergestellt werden. Nicht nur »Obst« auflisten, sondern Ihre Lieblingssorten einzeln nennen.

Mit Hilfe des TRIAS-Kochbuchs »Köstlich essen bei Zöliakie« (Literaturhinweis siehe Service) lassen sich zahlreiche leckere Dinge aus den geeigneten Naturprodukten zaubern. Für viele ist die Umstellung auf das Kochen mit unverarbeiteten Lebensmitteln eine Umstellung. Viel zu häufig greifen wir heutzutage auf Fertig- und Halbfertigprodukte und haben vielleicht ganz vergessen, dass eine Tomatensauce auch selbst aus Tomaten hergestellt werden kann. Lassen Sie sich von den zahlreichen Rezepten aus »Köstlich essen bei Zöliakie« inspirieren, stöbern Sie in eigenen Kochbüchern und Rezeptsammlungen und werden Sie kreativ!

Glutenfreie Köstlichkeiten aus Naturprodukten zaubern – das können Sie lernen!

Das Kochen und Backen mit natürlichen Lebensmitteln ist nicht nur sicherer für die Einhaltung der glutenfreien Ernährung, sondern letztlich auch gesünder, werden doch zahlreiche Zusatzstoffe vermieden, die viele Fertigprodukte erst schön und haltbar machen. Wer weiß, vielleicht werden Sie auf diesem Wege noch zum Koch- und Backprofi in eigener Sache und entdecken ganz neue Talente.

Es gibt ein großes Angebot an glutenfreien Back- und Teigwaren

Zum Austausch der gewohnten Brot- und Gebäcksorten gibt es eine immer größer werdende Anzahl speziell glutenfrei hergestellter Back- und Teigwaren. Das Angebot ist sehr reichhaltig, so dass für jeden Geschmack etwas dabei ist. Es umfasst zahlreiche Brot- und Brötchensorten, Croissants, Kleingebäck, Kuchen, Kekse, Pizzaböden, Pasteten, Nudeln und Nudelfertiggerichte in jeder nur möglichen Variante.

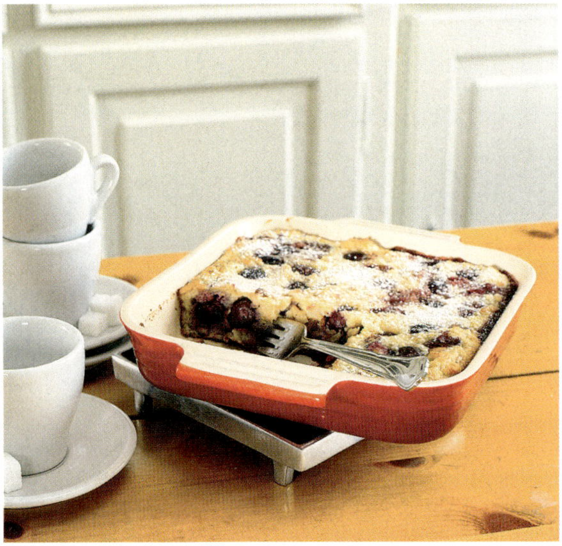

▲ Es gibt auch für eine glutenfreie Ernährung viele leckere Backrezepte.

Für die problemlose Selbstherstellung glutenfreier Backwaren gibt es viele Mehlmischungen, teils bereits mit Geschmackszutaten und Backtriebmittel versehen, teils pur, ähnlich dem herkömmlichen Weizenmehl. Die Anzahl der Hersteller glutenfreier Lebensmittel wächst immer noch. War es vor einigen Jahren noch problematisch, an die Lebensmittel zu kommen, ist auch der Einkauf dieser Dinge immer einfacher geworden.

Direktversand. Viele Hersteller bieten die Möglichkeit des direkten Versandes ihrer Produkte. Sie können gezielt auswählen und einzelne Packungen der verschiedenen Produkte selbst zusammenstellen. Per Post oder Paketdienst werden die Päckchen innerhalb kürzester Frist an Sie direkt ausgeliefert. Somit ist es auch möglich, Frischbrote fertig zu beziehen, ohne einen langwierigen Zwischenhandel. Die Produktlisten mit genauen Angaben zu Auswahl und Zusammensetzung finden Sie immer häufiger im Internet – meist ist eine Bestellung auf diesem Weg auch völlig unproblematisch möglich (Adressen von Anbietern finden Sie am Ende des Buches).

Reformhäuser. Die Auswahl der speziellen Lebensmittel in Reformhäusern wird immer größer. Diese Spezial-Geschäfte für gesunde Lebensmittel bieten neben mehreren Regalmetern Produktauswahl auch häufig eine gute Beratung an. Eine große Anzahl der Reformhausmitarbeiter wird auf die speziellen Anforderungen einer glutenfreien Ernährung geschult und kann bei so mancher Frage weiterhelfen. Hin und wieder finden auch Verkostungsaktionen in den Geschäften statt. Nutzen Sie die Angebote und belohnen Sie so den Einsatz Ihres Reformhauses für unser Anliegen.

Supermärkte. Völlig anonym und unkompliziert ist der Einkauf glutenfreier Lebensmittel in einigen Supermärkten geworden. Selbst in manchen Tiefkühltruhen finden sich speziell hergestellte und gut gekennzeichnete glutenfreie Produkte. Natürlich handelt es sich hier immer um lang haltbare Lebensmittel, die den Frischekick vermissen lassen. Auch Beratung im Supermarkt ist meist nicht möglich. Trotzdem genießen viele Betroffene, dass sie endlich beim normalen Einkauf auch ihre speziellen glutenfreien Produkte mitnehmen können.

Bäckereien. Hin und wieder gibt es in herkömmlichen Bäckereien das Angebot, ein- oder zweimal die Woche glutenfreie Frischbackwaren zu bestellen. Bitte erkundigen Sie sich hier genau über die Sorgfalt bei der Herstellung. Vielen Bäckern ist gar nicht klar, dass auch kleinste Glutenspuren und Mehlreste zu Schädigungen führen. Der Mehlstaub alleine in der Luft einer Bäckerei kann ausreichend sein, deutliche Spuren auf den Backwaren zu hinterlassen. Ist auch an die Tische, die Formen, die Arbeitskleidung gedacht? – Ich sehe das sicher gut gemeinte Angebot der Bäckereien sehr kritisch und werde auch häufig von Betroffenen, die einmal in diesem Beruf gearbeitet haben, in meiner Vorsicht bestärkt.

> **TIPP**
>
> **Manches schmeckt langweilig, anderes lecker – probieren Sie es aus**
>
> Ist die Qualität dieser diätetischen Lebensmittel auch durchgängig hoch, gibt es doch sehr große Unterschiede im Geschmack. Sie müssen also durch Probieren immer wieder selbst herausfinden, welche der Produkte Ihnen zusagen. Gerade auch für betroffene Kinder lohnt sich in Abständen das Ausprobieren weiterer Produkte, weil sich der Kindergeschmack noch häufig ändert.

Glutenfreie Produkte sind oft teurer

Die Preise aller speziell hergestellten glutenfreien Lebensmittel sind häufig um einiges höher als bei vergleichbaren glutenhaltigen Produkten. Zum einen erfordert die Herstellung eine sehr viel größere Sorgfaltspflicht mit regelmäßig kontrollierenden Untersuchungen, ob sich auch wirklich kein

Gluten eingeschlichen hat – zum anderen wird das Angebot einer vergleichsweise kleinen Gruppe zur Verfügung gestellt. Ein spezieller Aufwand für die Entwicklung der Produkte sowie erhöhte Serviceleistungen für Sie als Verbraucher schlagen sich auch auf den Preis nieder.

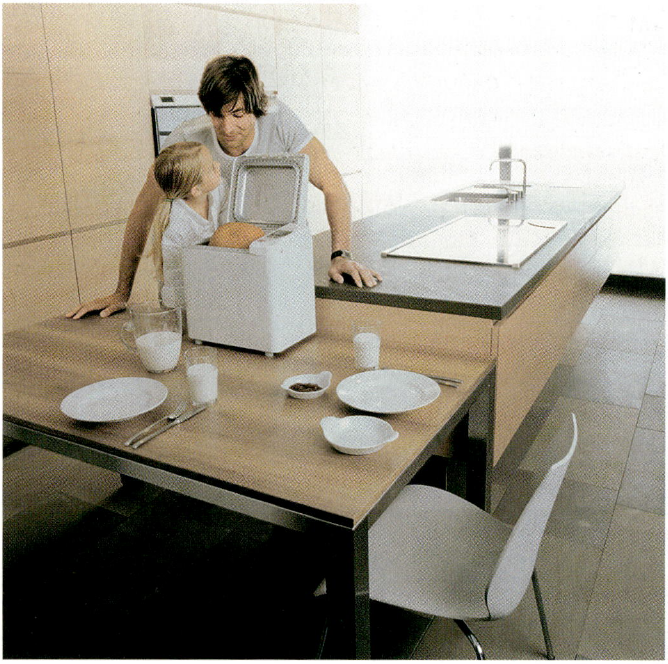

▶ Die Anschaffung eines Brotbackautomaten zur Herstellung von frischem, glutenfreien Brot kann sich durchaus lohnen.

Wie Sie sich glutenfrei und vollwertig ernähren können

Häufig wird mir die Frage gestellt, ob bei den zahlreichen Einschränkungen die glutenfreie Ernährung auch alle benötigten Nährstoffe, Vitamine und Mineralstoffe enthalten kann. Vielfach wird dann an glutenfreie Brote mit einem hohen Gehalt an Stärke gedacht.

Es gibt eine recht einfache und übersichtliche Methode, wie Sie auch mit Zöliakie Ihre Ernährung abwechslungsreich und vollwertig gestalten können. Dazu bedienen wir uns wie in der herkömmlichen Ernährung der so genannten Lebensmittelpyramide.

Die Gesamtansicht der Pyramide bietet einen Überblick, welche Lebensmittel in eine abwechslungsreiche Ernährung hineingehören. Die Pyramidenform gibt eine Andeutung der Mengenaufteilung. Was ganz unten steht, wird mengenmäßig am meisten gebraucht, ganz oben in der Spitze finden sich die Genussartikel, die wir nur sparsam verwenden sollten. Die Lebensmittelpyramide zeigt keine abstrakten Nährstoffe und mg-genaue Mengenempfehlungen, sondern teilt die Lebensmittel in praxisnahe Gruppen ein. Zur besseren Deutung gibt es zu jeder Gruppe Verzehrsempfehlungen, die sich leicht in die Tat umsetzen lassen.

Welche Getränke sind unbedenklich?

Auf der untersten Ebene finden wir Getränke. Die richtige Trinkmenge ist die Basis für eine ausgewogene Ernährung. Ein gesunder Erwachsener sollte täglich mindestens 1,5 bis zwei Liter trinken. Geeignet sind insbesondere kalorienfreie Getränke wie Wasser, ungesüßte Früchte- und Kräutertees,

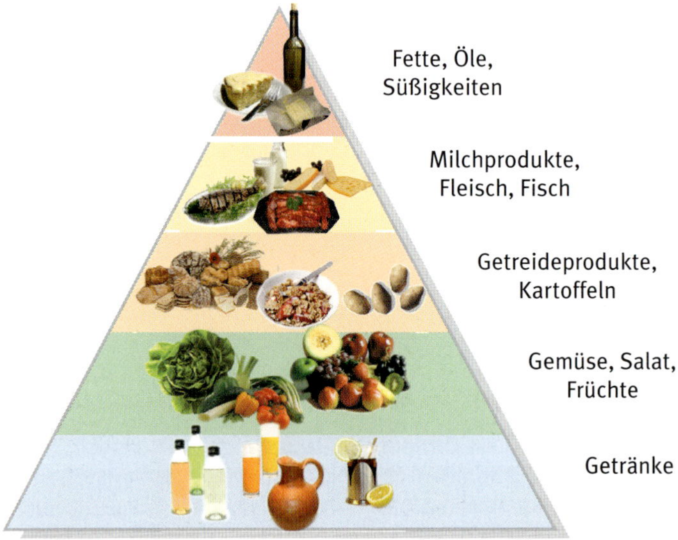

Fette, Öle
Pro Tag höchstens 10 g hochwertiges Pflanzenöl, 10 g Bratfett, 10 g Streichfett, 1 fettreiche Speise

Süßigkeiten
Mit Maß genießen, Süßigkeiten enthalten oft verstecktes Fett

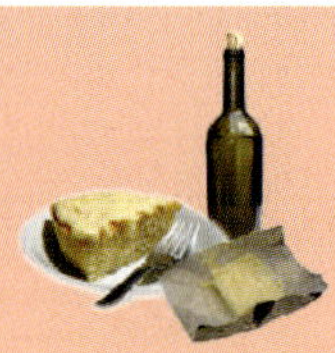

Milchprodukte
Pro Tag 2 Portionen

Fleisch und Fisch
Pro Woche 2 bis 4 Portionen Fleisch (oder weniger) und 1 bis 2 Portionen Fisch

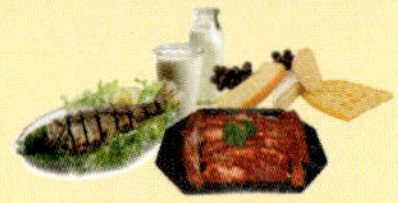

Getreideprodukte und Kartoffeln
Pro Tag 3 bis 5 Portionen

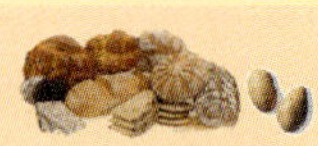

Gemüse, Salat und Obst
Pro Tag 3 bis 5 Portionen, die Hälfte roh

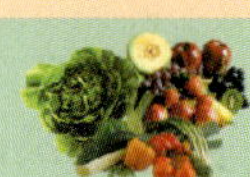

Getränke
Mindestens 1,5 Liter ungezuckerte und alkoholfreie Flüssigkeit pro Tag – die besten Durstlöscher sind Wasser, Tee oder verdünnte Fruchtsäfte

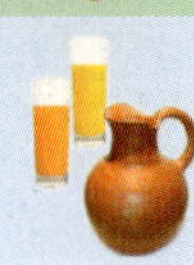

▲ Lebensmittelpyramide für Erwachsene.

sowie Fruchtsaftschorle und in eingeschränkter Menge auch Kaffee und schwarzer bzw. grüner Tee. Milch und Milchmischgetränke können natürlich auch mit in den Speiseplan eingebaut werden, entsprechen in ihrem Energiegehalt jedoch eher einer Zwischenmahlzeit als einem Getränk. Alkoholische Getränke sollten für Kinder grundsätzlich tabu sein, für Erwachsene nicht regelmäßig und natürlich in verträglichen Maßen genossen werden.

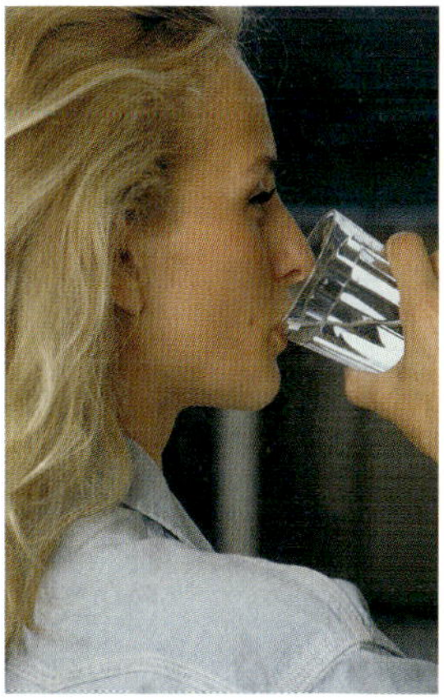

▲ Ausreichend trinken ist wichtig – natürlich glutenfrei!

Bei Zöliakie müssen Sie natürlich auf die Glutenfreiheit der einzelnen Getränke achten: Meiden Sie insbesondere herkömmliches Bier, Malzbier, Getreide- und Malzkaffee. Gluten kann auch in aromatisierten Teesorten vorkommen, in aromatisierten Limonaden, modernen Mischgetränken, Likören sowie in Whiskey, wenn dieser mit Malz aromatisiert und gefärbt ist. Wein, Sekt und klare Spirituosen aus Getreide sind grundsätzlich glutenfrei. Mittlerweile gibt es mehrere Sorten glutenfreies Bier zu kaufen.

Fünfmal täglich Obst und Gemüse essen

Die zweite Etage der Lebensmittelpyramide wird von Obst und Gemüse belegt. Jeder Mensch, ob mit oder ohne Zöliakie, sollte fünfmal täglich Obst und Gemüse essen. Davon sollte die Hälfte der Obst- und Gemüseauswahl roh verzehrt werden. Eine Portion kann durch ein Glas reinen Frucht- oder Gemüsesaft ersetzt werden. Wollen Sie es perfekt machen, wählen Sie so aus, dass Sie Obst, Salat und Gemüse in allen Ampelfarben (rot, gelb, grün) einmal täglich gegessen haben. Gemüse und Obstsorten unterschiedlicher Färbung enthalten auch unterschiedliche Wirkstoffe, auch sekundäre Pflanzenstoffe genannt, die zu unserem Wohlbefinden beitragen.

Übrigens: Eine Portion entspricht der Menge, die in eine Hand passt, – bei Kindern also entsprechend weniger als bei einem Erwachsenen.

Auch für Menschen mit Zöliakie ist die Auswahl aus dieser Lebensmittelgruppe riesig. Bei Fertig- oder Halbfertigprodukten mit Gewürzen, Kräuterbutter oder sonstigen Zutaten versehen sowie bei Konserven aller Art müssen Sie trotzdem genau auf die Zutatenliste schauen.

Was Sie bei Kartoffeln, Reis und Getreideprodukten beachten sollten

Erst auf Ebene drei finden wir Nährmittel und Getreideprodukte, die in früheren Ausgaben der Lebensmittelpyramide den Hauptteil der Ernährung ausmachen sollten. Lebensmittel wie Brot, Kartoffeln, Reis, Nudeln, Flocken und Cornflakes sind nach wie vor sehr wichtig und sollten einen Anteil jeder Mahlzeit ausmachen. Die Auswahl sollte häufig auch auf ballaststoffreiche Vollkornprodukte fallen. Diese gewährleisten einen reibungslosen Verdauungs- und Ausscheidungsvorgang.

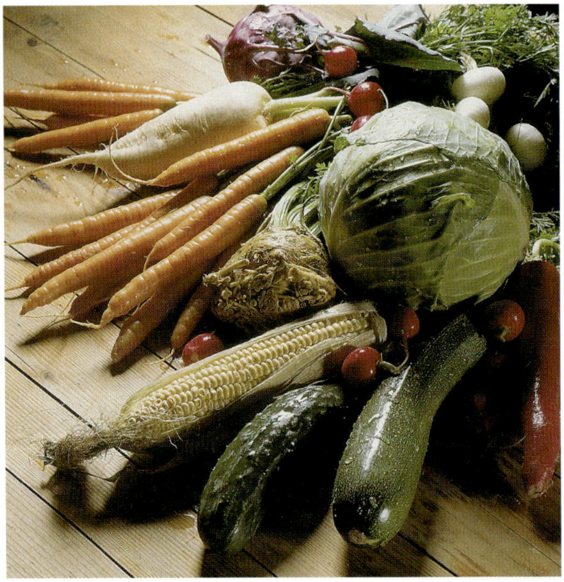

▲ Bei frisch selbst zubereitetem Gemüse besteht keinerlei Glutengefahr.

Auch für Zöliakie-Betroffene gibt es, wie bereits beschrieben eine reiche Auswahl an glutenfreien Brot- und Backwaren. Es findet sich auch eine Vielzahl glutenfreier Vollkorn- oder Mehrkornlebensmittel. Wenn Sie selbst backen, ist die Verwendung von glutenfreien Saaten und althergebrachten Getreiden (Amaranth, Quinoa, Teff) immer eine Bereicherung im Speiseplan.

Bei den Teigwaren zählt alleine der Geschmack des einzelnen, worüber sich bekanntlich nicht streiten lässt. Es gibt auch wirklich gute Rezepte, um glutenfreie Nudeln und auch

Spätzle selbst herzustellen! Kartoffeln sind von Natur aus glutenfrei, allerdings können viele Kartoffelprodukte, auch Pommes frites je nach Zubereitung und Gewürz Gluten enthalten. Das ist besonders der Fall, wenn die Pommes nicht einfach aus Kartoffeln geschnitten sind, sondern aus einem Teig in interessanten Formen hergestellt und angeboten werden. Ähnliches gilt für Kartoffelchips: Wenn alle Chips exakt gleich aussehen, sind sie aus einer Art Teig geformt, der durchaus glutenhaltig sein kann.

TIPP

Gewöhnen Sie sich langsam an Ballaststoffe

Bei einer neu diagnostizierten Zöliakie benötigt der Darm noch etwas mehr Schonung. Lebensmittel sollten daher zunächst nicht ganz so vollkörnig und ballaststoffreich sein. Glutenfreie Produkte mit Verdickungsmitteln sollten mengenmäßig langsam aufbauend in die Ernährung einbezogen werden, da auch diese Verdickungs- und Quellmittel, wie z. B. Guarkernmehl oder Johannisbrotkernmehl, zu den Ballaststoffen zählen.

Milchprodukte sind wichtige Kalziumspender

Auf der nächsten Ebene finden wir die Gruppen Milch- und Milchprodukte sowie Fleisch, Fisch und Ei. Beide Gruppen tragen deutlich zur Versorgung mit hochwertigem tierischem Eiweiß bei.

Lebensmittel aus der Milch decken außerdem einen Großteil unseres Kalziumbedarfs, was insbesondere für den Zahn- und Knochenaufbau wichtig ist. Jeden Tag zwei Portionen Milch sind schon nötig, wobei eine Portion 200 ml Milch oder auch Joghurt bedeuten bzw. auch 30–50 g Käse einer Portion entsprechen. Butter wird nicht zu den Milchprodukten gerechnet, da hier der Fettanteil deutlich überwiegt. Auch der Schuss Milch im Kaffee oder der Blubb Sahne im Spinat entsprechen keiner Portion.

Es versteht sich von selbst, dass Milchprodukte mit einem Anteil an Flocken oder Weizen- bzw. Haferkleie tabu sind. Kä-

TIPP

Essen Sie regelmäßig Milchprodukte

Als Zöliakie-Betroffener haben Sie den gleichen Bedarf an Kalzium und hochwertigem Eiweiß und sollten daher auch regelmäßig Ihren Milchbedarf decken. Insbesondere die weißen Naturmilchprodukte sind völlig unproblematisch. Schwieriger wird die Auswahl bei Fruchtjoghurt, gefärbten und aromatisierten Milchprodukten, weil es hier wieder auf den genauen Blick auf die Zutatenliste ankommt.

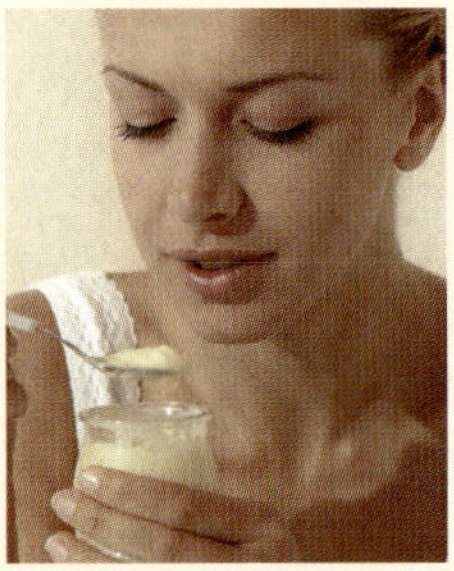

se kann eine bemehlte Rinde haben oder Blauschimmel, der auf Brot gezüchtet wurde. Käsepasteten können wie jedes andere hochverarbeitete Produkt Gluten enthalten, ebenso Kräuterkäsezubereitungen.

Besonders achtsam sollten Sie auch die Zutatenliste von fettreduzierten Milchprodukten und Käsesorten studieren. Hier wird öfter Gluten als technologisches Hilfsmittel eingesetzt – aber nach der neuen Verordnung auch deklariert. Besteht neben der Zöliakie eine Laktoseunverträglichkeit, sollte diese natürlich mit berücksichtigt werden. Aber auch hier gibt es eine reiche Produktauswahl die den Austausch erleichtern.

Mehr Fisch und weniger Fleisch essen

Fleisch, Fisch und Ei sind eine eigene Gruppe. Die Verzehrsempfehlungen liegen bei dreimal Fleisch pro Woche, ein- bis zweimal Fisch – möglichst aus dem Meer – sowie 2–3 Eiern wöchentlich. Häufig wird deutlich mehr Fleisch und insbesondere daraus hergestellte Wurst verzehrt. Auch essen viele deutlich mehr Eier und eine große Anzahl Menschen mag keinen Fisch. Da insbesondere Fisch dem Körper Jod und lebensnotwendige Omega-3-Fettsäuren liefert, sollte bei Ablehnung unbedingt ein Ausgleich geschaffen werden. Für die Jodversorgung gibt es ersatzweise jodiertes Speisesalz. Hochwertige Fettsäuren sind in Nüssen, Saaten und guten Pflanzenölen enthalten.

Alle Fleisch- und Fischsorten sind in rohem unverarbeitetem Zustand glutenfrei. Achtung: Ersatzprodukte wie z. B. Surimi anstelle von natürlichem Krebsfleisch sind oft glutenhaltig. Auch Ei ist von Natur aus glutenfrei und insbesondere beim glutenfreien Backen ein wichtiger Bestandteil.

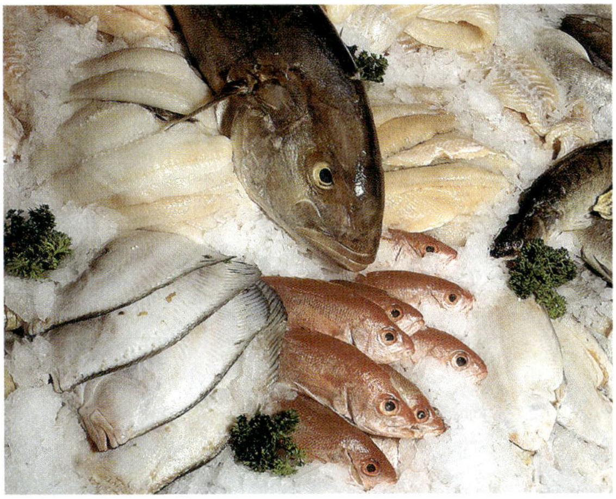

▲ Fisch ist gesund und sollte nach Möglichkeit 1–2-mal die Woche auf Ihrem Teller landen.

In Wurstwaren versteckt sich oft Gluten

Ein besonderes Problem in der glutenfreien Ernährung stellt die Wurst dar. Häufig wird Wurst mit zahlreichen Hilfsmitteln und geheimen Gewürzmischungen hergestellt und enthält auf diesem Wege Gluten. Bei Fleischerzeugnissen ist auch der Zusatz von pflanzlichem Eiweiß, Stärke, Getreide, Obst und Gemüse erlaubt. Da die Wurst häufig offen und lose angeboten wird, unterliegt sie nicht der neuen Allergie-Kennzeichnung. Ein Gespräch mit dem Metzger Ihrer Wahl ist daher unbedingt erforderlich. Dieser kann auf den Etiketten der Wurstzutaten, die er für die Herstellung verwendet nachsehen, ob diese als Zutat Gluten enthalten.

Fettes und Süßes nur in kleinen Mengen genießen

Die Spitze der Lebensmittelpyramide enthält stark fetthaltige Produkte sowie Süßigkeiten. Beides sollten wir nur in geringen Mengen essen. Bei den fetthaltigen Produkten gibt es große Qualitätsunterschiede. Wichtig für eine vollwertige Ernährung sind Fette mit einem hohen Anteil an hochwertigen Fettsäuren. Diese kommen fast ausschließlich in Pflanzenölen vor. Weniger wertvoll sind Lebensmittel, die gehärtete Fette enthalten sowie solche, die überwiegend aus tierischem Fett hergestellt wurden.

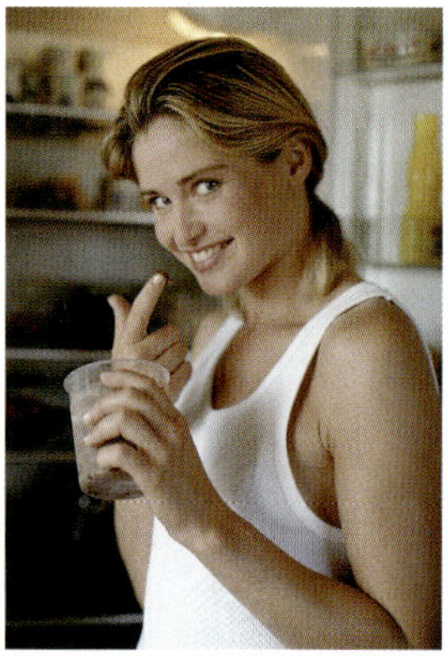

▲ Naschkatzen sollten aufpassen: In vielen Süßigkeiten ist Gluten enthalten.

Gerade frisch diagnostizierte Zöliakie-Betroffene vertragen größere Mengen Fett nicht gut. Mayonnaisen, Frittiertes, Chips & Co sind also ganz am Anfang der glutenfreien Ernährung gar nicht gut für den Darm. Liegt des Weiteren ein Fettstuhl (Steatorrhoe) vor, sollten Sie MCT-Fette einsetzen.

MCT-Fette sind auch mit einer angegriffenen Darmschleimhaut für den Körper leicht zu verwerten, während die Fettverdauung und Resorption ansonsten ziemlich kompliziert ist. Kann der Darm größere Mengen Fett nicht aufspalten und damit auch nicht resorbieren, wird dieses Fett mit dem Stuhl ausgeschieden. MCT-Fette sind von Natur aus leicht verdaulich und z.B. in Butter enthalten. Sie werden zum diätetischen Einsatz jedoch auch als MCT-Margarine, MCT-Öl und weiteren Produkten wie Brotaufstrich, »Nuss-Nougat-Creme-Ersatz« oder Käse z.B. im Reformhaus angeboten. MCT-Fette eignen sich nicht zum starken Erhitzen, d.h. backen, braten oder auch frittieren mit MCT-Margarine oder MCT-Öl ist nicht empfehlenswert. Das Spezialfett verbrennt zu schnell. Auch sollte MCT-Fett nicht gleich in großen Mengen gegessen werden. Von 10 g pro Tag können Sie die Menge langsam steigern. Parallel dazu sollten Sie glutenfreie fettarme Produkte verwenden.

Bei Süßwaren aller Art müssen Sie sehr gut kontrollieren, ob diese auch wirklich glutenfrei sind. Ein Malzzusatz in Schokolade, Dragee-Umhüllungen, Füllungen mit Keks- oder Waffelstückchen – es gibt wirklich zahlreiche Stolpersteine. Beachten Sie sehr genau die Zutatenliste und vergleichen auch noch einmal mit der Aufstellung glutenfreier Lebensmittel der Deutschen Zöliakie Gesellschaft. Aber bevor der Aufwand zu groß wird: Süßigkeiten sollten nicht den Hauptteil unserer Ernährung ausmachen.

Wer sich täglich in Anlehnung an die Mengenempfehlungen durch die Lebensmittelpyramide futtert, braucht keine Sorge um die vollständige Versorgung mit allen Nähr- und Wirkstoffen zu haben. Immer günstig ist es, so viele natürliche Lebensmittel einzusetzen wie möglich. Ganz automatisch verringert sich dadurch die Gefahr, doch Glutenhaltiges zu erwischen.

Tipps zum Kochen und Backen

Viele haben bereits vor der Notwendigkeit einer Ernährungsumstellung Spaß am Selbst-Brutzeln oder Backen. Aus der zahlreichen Rezeptbuchauswahl so mancher Hobbyköche oder -bäcker lassen sich sicher einige Rezepte herausfinden, die von Natur aus glutenfrei zusammengesetzt sind. Einige Kuchenteige enthalten anstelle von Mehl gemahlene Nüsse oder Mandeln. So manches »Traditions-Familien-Geheim-Rezept« ist nach einem genauen Kontrollblick auch für die glutenfreie Ernährung tauglich oder es lässt sich einfach abwandeln.

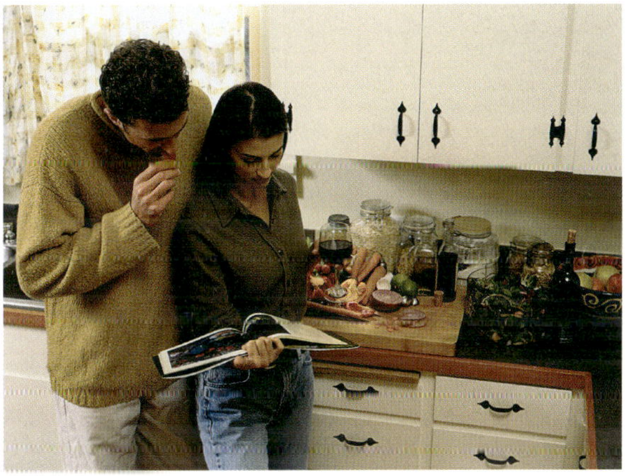

▲ Beim Rezeptstudium kommt der Appetit ganz von selbst.

Die Hersteller der speziellen glutenfreien Mehlmischungen bieten eine Vielzahl eigener erprobter Rezepturen an. So kann man seine Lieblingsbackwaren doch weiterhin essen, oft schmecken sie genauso gut wie vor der Umstellung. Die DZG stellt ihren Mitgliedern Rezepte zur Verfügung. Auch in meinem Buch »Köstlich essen bei Zöliakie« (siehe Literaturhinweis am Ende des Buches) gibt es weit über 100 glutenfreie abwechslungsreiche Koch- und Backideen. In diesem Buch wird besonders darauf geachtet, dass es sich um Zutaten handelt, die von Natur aus glutenfrei sind.

Einige Rezeptvorschläge können Sie auch in Kochbüchern für ausländische Spezialitäten finden, z.B. bei der spanischen, mexikanischen oder asiatischen Küche.

Der kritische Blick auf die Zutaten

Bei vielen Zutaten müssen Sie vorab genau abklären, ob sie auch wirklich glutenfrei sind. Zum Beispiel wird in der asiatischen Küche oft Sojasauce verwendet, die gerösteten oder fermentierten Weizen enthält, also glutenhaltig ist. Außerdem wird in der asiatischen Küche traditionell eine Mehlmischung unter dem Namen Tempuramehl eingesetzt, die Weizen enthält. Eine weitere Zutat, die beliebt in der vegetarischen Küche ist, unter dem Namen Seitan bekannt, wird aus Weizen hergestellt und ist daher glutenhaltig.

TIPP

Selbst Vanillezucker kann Gluten enthalten

Beim Backen sollten Sie die Zutaten grundsätzlich auf Gluten überprüfen – Backpulver, Trockenhefe, Bio-Frischhefe, Glasuren, Tortenguss, Sahnestandmittel, Vanillezucker, Schokostreusel, Deko-Zuckerartikel, Aromen könnten glutenhaltig sein. Bei Verwendung von glutenfreiem Getreide ganz genau darauf achten, dass keine anderen Körner dazwischen sind.

Um unsere Gerichte schmackhaft zu würzen, dürfen wir alle reinen Gewürze sowie reinen Kräuter verwenden. Würzmischungen, Würzsaucen, Gewürzzubereitungen, Kräuteressige, Senf, Ketchup und auch Currypulver können Gluten enthalten. Muskatnüsse werden in der Regel nicht bemehlt. Die weiße Schicht außen erhalten sie durch das Tauchen in Kalkmilch als Schutz gegen Insekten.

Wie Sie Ihre Küche glutenfrei halten

Wenn Sie alle Zutaten sorgfältig ausgewählt haben, kann es ans Werk gehen. Aber auch in der eigenen Küche besteht die Gefahr, dass ihre Lebensmittel beim Kochen und Backen mit herkömmlichem Mehl in Berührung kommen. Kritisch sind Arbeitsflächen und Arbeitsgeräte wie Nudelholz, Kochlöffel, Messer, Schneidebretter und alles, was nicht mit viel Wasser gründlich zu reinigen ist. Sie benötigen Arbeitsgeräte, die ausschließlich zur Herstellung glutenfreier Dinge genutzt werden, sofern Sie auch weiterhin in Ihrem Haushalt Weizenmehl verarbeiten.

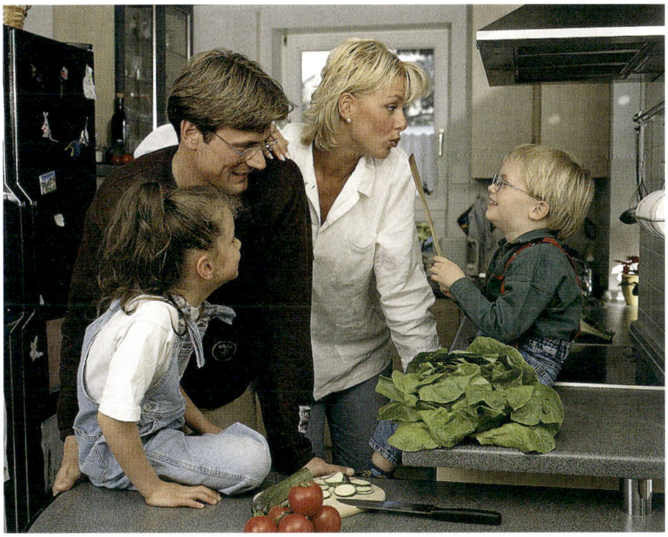

◀ Meist ist nur ein Familienmitglied von der Zöliakie betroffen – trotzdem muss der ganze Haushalt umgekrempelt werden!

Aus genau diesem Grund backe und koche ich persönlich ausschließlich mit glutenfreien Mehlen und Zutaten. Der Rest meiner Familie, der nicht von Zöliakie betroffen ist, bekommt natürlich glutenhaltiges Brot, glutenhaltige Nudeln und andere fertige Lebensmittel. – Aber selbstgebackene Pizza, Kuchen oder Weihnachtsplätzchen gibt es bei uns nur glutenfrei. Meinen Kindern schmeckt es und oft fällt es unseren Gästen gar nicht auf.

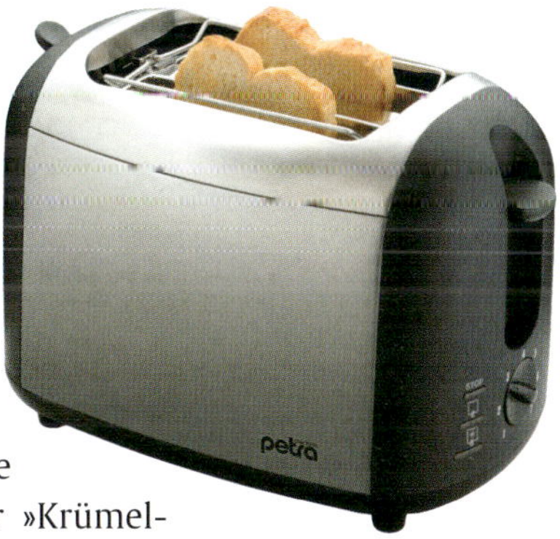

Gehen Sie überhaupt einmal mit geschärftem Blick durch Ihren Küchen- und Ess-Alltag. Wo gibt es speziell in Ihrem Haushalt Situationen, die zu Verunreinigungen mit herkömmlichem Mehl oder Brot führen? Eine besondere Rolle spielen Toaster und Handrührgerät. Der »Krümelalarm« im Toaster ist wirklich so gravierend, dass Sie sich ein eigenes Gerät oder zumindest eine eigene Seite sichern sollten. Kennzeichnen Sie sich Ihre Toaster-Seite mit einem Klebepunkt, damit auch kleinere Familienmitglieder ganz genau Bescheid wissen. Neuerdings gibt es auch Silikontaschen für

Toast. Damit ist das gefahrlose Rösten auch in »glutenverseuchten« Geräten möglich.

In den Lüftungsschlitzen des Handrührgerätes findet sich nach jahrelangem Gebrauch häufig extrem viel Mehlstaub. Ein neues Gerät ist meist nicht teuer und wenn von Anfang an auf gründliche Reinigung geachtet wird, sammelt sich so viel gar nicht erst an.

»Krümelalarm« in Butterdose oder auf dem Streichkäse? Ist der Brotkasten für eine Lagerung mit Abstand zum normalen Brot geeignet? Benutzen Sie eine Brotschneidemaschine? Kneten Sie Teige auf einem Backbrett?

Sie merken bereits, dass jeder Haushalt seine ganz eigenen Fallen hat, die die glutenfreie Ernährung gefährden könnten. Seien Sie selbstkritisch und schaffen Sie diese Fallen von Anfang an konsequent aus der Welt. Gerade in den eigenen vier Wänden sollten sich Zöliakie-Betroffene sicher fühlen können und nicht bei jedem Griff in den Kühlschrank fürchten müssen, etwas Ungeeignetes zu erwischen.

Was kann der Arzt für Sie tun?

Zunächst einmal erwarten wir vom Arzt eine sichere und klare Diagnose der Zöliakie. Außerdem ist es sehr sinnvoll, nach zusätzlichen Unverträglichkeiten, wie z. B. der häufig parallel auftretenden Laktose-Intoleranz sowie einer etwaigen Fruchtzuckermalabsorption mit einem H_2-Atemtest zu suchen.

Diese genannten Unverträglichkeiten führen zwar nicht zu Schäden an der Darmschleimhaut wie Gluten, können jedoch ganz ähnliche Symptome wie die einer Zöliakie auslösen: in erster Linie Blähungen, Bauchschmerzen und Durchfall. Werden bei Ihnen zusätzliche Unverträglichkeiten gefunden und bei der Ernährungszusammenstellung entsprechend berücksichtigt, geht es Ihnen sehr viel schneller wieder besser.

INFO

Sie müssen sich glutenfrei ernähren

Die einzige wirksame Behandlung bei Zöliakie ist die glutenfreie Ernährung. Sie müssen das schädigende Getreideeiweiß konsequent und dauerhaft aus Ihrem Speiseplan verbannen. Ist das der Fall, regeneriert sich die Darmschleimhaut bei nahezu jedem Betroffenen. Das heißt, die Darmzotten wachsen wieder, Entzündungszellen werden weniger und auch die Antikörperwerte sind nach einiger Zeit nicht mehr erhöht.

Was tun bei zusätzlicher Laktose-Intoleranz?

Was ist Laktose? Laktose ist Milchzucker. Er kommt in allen tierischen Milchen (Kuhmilch, Ziegenmilch, Stutenmilch etc.) und auch in der menschlichen Muttermilch als einziges Kohlenhydrat vor. Dieser Milchzucker ist ein so genannter Zweifachzucker (Disaccharid), der im Dünndarm in Einfachzucker gespalten werden muss, um durch die Darmwand ins Blut zu gelangen. Zur Spaltung wird ein Enzym – Lactase – benötigt, dass aus dem Zweifachzucker zwei Einfachzucker, nämlich

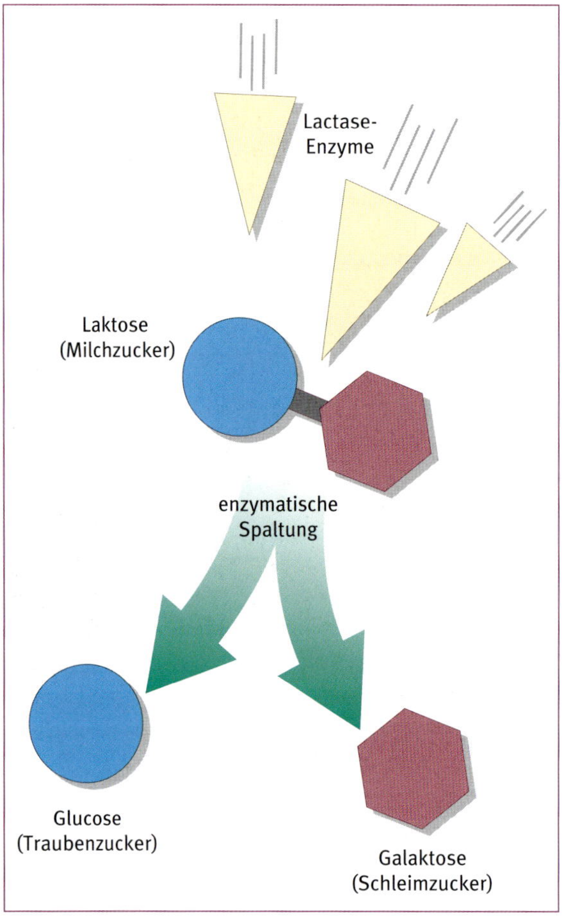

▲ Laktose wird im Dünndarm von dem Enzym Lactase in Glucose und Galaktose aufgespalten.

Glucose (Traubenzucker) und Galaktose (Schleimzucker) macht. Die nebenstehende Abbildung zeigt dies schematisch. Lactase wird im Bürstensaum der intakten Dünndarmschleimhaut gebildet.

Wann kann Milchzucker zu Beschwerden führen? Es gibt Menschen, die genetisch bedingt keine Lactase bilden können, bei einigen anderen sorgen Störungen in der Funktion der Dünndarmschleimhaut für die mangelnde Bildung des Enzyms. Die Zöliakie im akuten Stadium ist eine solche Störung.

Wird nun zuwenig Lactase zur Spaltung des Milchzuckers zur Verfügung gestellt, kann dieser nicht ausreichend geteilt werden und auch nicht die Darmwand passieren. Der ungespaltene Zucker wandert in den Dickdarm weiter. Die dort natürlich vorhandene Bakterienflora (Darmflora) verstoffwechselt die Laktose auf ihre Weise und bildet dabei Gase. Diese Gase verursachen zum Teil sehr heftige Blähungen, krampfartige Bauchschmerzen und Durchfälle, ganz wie die Zöliakie selbst. Ein Schaden an der Schleimhaut oder eine Beeinträchtigung der Darmflora findet jedoch nicht statt.

Auf welche Lebensmittel Sie zunächst verzichten sollten: Zunächst sollten Sie bei einer zusätzlich nachgewiesenen Laktose-Intoleranz auf ungesäuerte Milchprodukte verzichten (wie z. B. Trinkmilch und Sahne). Gesäuerte Milchprodukte wie Joghurt, Quark, Kefir, Buttermilch etc. werden in kleinen Mengen häufig vertragen – gut gereifter Käse und Butter machen bei einer Laktoseunverträglichkeit fast nie Probleme.

Zum Ersatz der unverträglichen Milchprodukte können Sie Sojadrink verwenden oder aber spezielle laktosefreie Milch, die mittlerweile in vielen Supermärkten sowie in Reformhäusern erhältlich ist. Es gibt auch laktosefreie Milchmischgetränke, Sahne, Quark u.v.m. Außerdem kann das Enzym als Kapsel oder Tropfen in der Apotheke gekauft und zu einer laktosehaltigen Mahlzeit eingenommen werden. Das ist eine gute Alternative, wenn Sie z.B. zu einer Kaffeetafel eingeladen sind.

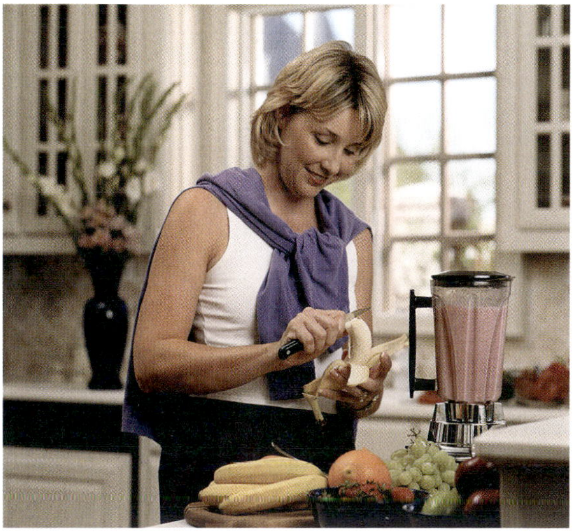

▲ Solange Sie den Milchzucker noch nicht vertragen, können Sie beispielsweise auf laktosefreie Milch zurückgreifen.

Langsam wieder Milchzucker integrieren. Nach einiger Zeit der glutenfreien Ernährung ist die Darmschleimhaut fast immer in der Lage, auch wieder Lactase zu bilden. Dazu muss dieses Enzym allerdings auch benötigt/»angefordert« werden. Sie sollten also langsam aufbauend wieder Milchprodukte mit einem höheren Laktosegehalt in Ihre Ernährung einbinden. Schritt für Schritt sollten dann wieder alle Milchprodukte möglich werden.

Was tun bei zusätzlicher Fruchtzuckermalabsorption?

Bei dieser zusätzlich zur Zöliakie auftretenden Unverträglichkeit handelt es sich nicht um die Stoffwechselkrankheit Fructose-Intoleranz! Die Fruchtzuckermalabsorption ist eine eigentlich harmlose Störung des Transportes von Fruchtzucker durch die Darmschleimhaut ins Blut. Bei vielen Menschen (in der Literatur zwischen 20 und 40 % der Gesamtbevölkerung) ist der Fruchtzuckertransport nur eingeschränkt möglich, obgleich diese keine Grunderkrankung aufweisen. Bei Zöliakie wird immer häufiger eine sekundäre Fruchtzuckermalabsorption festgestellt.

Fruchtzucker (Fructose), der nicht durch die Darmschleimhaut gelangt, landet, wie bereits beim Milchzucker beschrieben, im Dickdarm und wird dort unter Gasbildung von Bakterien verarbeitet. Diese Gase führen zu heftigen Beschwerden, die denen einer Zöliakie sehr ähnlich sind. Ein Schleimhautschaden oder sonstige bleibende Veränderungen werden vom Fruchtzucker nicht verursacht.

Wie Sie »freien Fruchtzucker« meiden können

Um wieder schnell beschwerdefrei zu werden, sollten Sie darauf achten, Fruchtzucker, der in freier Form in Lebensmitteln vorkommt, zu meiden. Fruchtzucker, der an Traubenzucker gebunden ist, wie das in ausgewogenem Verhältnis bei herkömmlichem Zucker der Fall ist, wird gut vertragen. Traubenzucker (Glucose) schleust beim eigenen Transport die gleiche Menge Fruchtzucker durch die Darmschleimhaut. Deshalb ist es auch nicht erforderlich, alle Produkte, die Fruchtzucker enthalten, zu meiden.

▼ Es ist wichtig, dass Sie täglich Obst essen, auch wenn Sie Fruchtzucker nicht so gut vertragen. Probieren Sie in kleinen Portionen aus, welche Früchte für Sie verträglich sind.

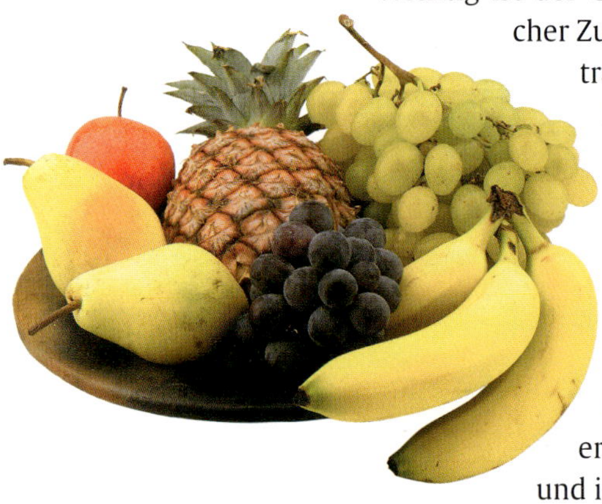

Wichtig ist der Gehalt an freiem Fruchtzucker sowie ähnlicher Zuckeraustauschstoffe, die auf gleichem Wege transportiert werden: Sorbit, Inulin, Mannit, Xylit, Oligofructose. Diese Süßungsmittel werden oft in zahnschonenden Süßigkeiten verwendet und sind auch immer deklariert. Auch Diabetiker-Süßwaren enthalten häufig Fruchtzucker oder ähnliche Austauschstoffe. Bei anhaltenden Beschwerden sollte auch die Zahnpasta kontrolliert werden. Weiterhin kommt freier Fruchtzucker in allen Siruparten, Honig und in Trockenfrüchten vor.

Natürlich enthalten alle Obstsorten Fruchtzucker. Trotzdem sind nur wenige Sorten beschwerdeauslösend, da der Gehalt an freiem Fruchtzucker oder natürlichem Sorbit ausschlaggebend ist. Häufig führen Apfel und Birne sowie deren Säfte, Pflaume und Aprikosen zum typischen Beschwerdebild. Bananen nur im sehr reifen Zustand. Andere Obstsorten werden gut vertragen, z. B. Beerenfrüchte, Mandarinen, Pfirsiche, Kirschen. Teils ist die Verträglichkeit mengenabhängig und kann durch die Zugabe von Traubenzucker zum Obst verbessert werden. Eine obst- oder zuckerfreie Diät ist also bei Fructosemalabsorption auf keinen Fall erforderlich!

Was tun bei Vitaminmangel?

Haben sich über den langen Weg bis zur Diagnosestellung der Zöliakie bei Ihnen gravierende Mängel an Vitaminen und Mineralstoffen eingestellt, sollten diese vom Arzt nachgewiesen und dann mit wirksamen Präparaten behoben werden. Es ist allerdings nicht sinnvoll, Multivitaminpräparate zu schlucken, solange Ihre Darmschleimhaut noch stark geschädigt ist, da diese dann nur schlecht oder gar nicht vom Körper ins Blut aufgenommen werden können.

Besondere Beachtung bei der Suche nach Mängeln verdienen Eisen, Kalzium, Vitamin B_{12}, die fettlöslichen Vitamine A, D, E und K sowie Zink. Manchmal ist es erforderlich die fehlenden Mikronährstoffe per Injektion aufzufüllen. Über eine ausgewogene glutenfreie Ernährung kann zwar der tägliche Bedarf gedeckt werden, nicht aber grobe Mängel ausgeglichen. Ein Kalziummangel wird übrigens nicht im Blut nachgewiesen, sondern über eine Knochendichtemessung. Beim Eisen empfiehlt sich nicht nur die Kontrolle des Hb-Wertes, sondern auch die Betrachtung des Speicher-Eisen.

INFO

Bei extremen Entzündungen wird Ihr Arzt Ihnen eventuell vorübergehend cortisonhaltige Medikamente verordnen.

Gegen die Schleimhautschädigung durch Gluten gibt es zurzeit keine wirksame Medizin – hier hilft ausschließlich die konsequente und anhaltende Ernährungsumstellung.

ZUSAMMENFASSUNG

Wie kann der Arzt Ihnen helfen?

- Klare, sichere Diagnose der Zöliakie.
- Laktose-Intoleranz ausschließen oder bestätigen.
- Auf Fruchtzuckermalabsorption prüfen.
- Vitamin- und Mineralstoffmängel abklären und evtl. medikamentös behandeln.
- Diätberatung bei Fachperson verordnen.

Die Umsetzung der richtigen glutenfreien Ernährung liegt allein bei Ihnen! Um diese besser verstehen und umsetzen zu können, ist es sinnvoll, neu diagnostizierten Betroffenen eine fachlich fundierte Ernährungsberatung durch eine Diätassistentin zu ermöglichen. Die Kosten für die Erstberatung können Sie mit einer Notwendigkeitsbescheinigung vom Arzt dann wenigstens zum Teil bei Ihrer Krankenkasse geltend machen.

Häufige Fragen zur Therapie

Soll ich vorsichtshalber nicht bereits bei positivem Antikörpertest mit der Diät beginnen?

Nein, es ist sicherer, die Zöliakie klar und sicher festgestellt zu haben und dann erst mit der glutenfreien Ernährung zu starten.

Gibt es alternative Heilmethoden, z. B. die Vollwertkost nach Dr. Bruker oder die Löschung über die Bioresonanztherapie?

Trotz anders lautender Behauptungen verschiedener Außenseiter-Mediziner gibt es zurzeit keine Methode, die nachweislich zur Ausheilung der Zöliakie führt bzw. das Gluten verträglich macht.

▼ Es gibt zurzeit keine Medikamente, die die glutenfreie Diät ersetzen könnten.

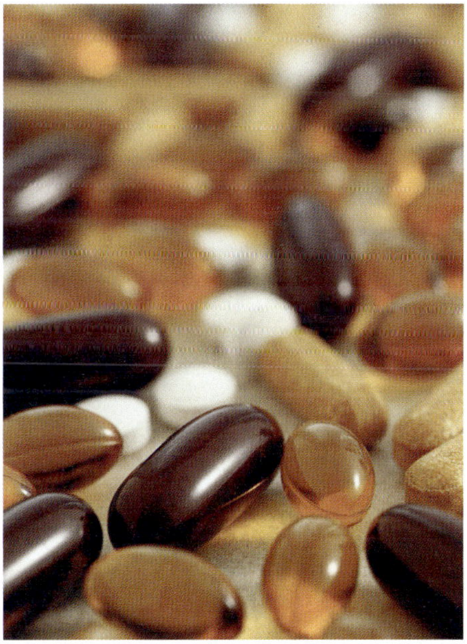

Gibt es Medikamente, die anstelle der Diät helfen oder in Verbindung mit der glutenfreien Ernährung?

Bei starken Entzündungen der Dünndarmschleimhaut können vorübergehend cortisonhaltige Medikamente zum Einsatz kommen. Sie ersetzen jedoch nicht die glutenfreie Ernährung. Weiterhin kann die medikamentöse Behandlung von Mangelerscheinungen sinnvoll sein, jedoch auch nur begleitend zur Diät. Es gibt momentan keine Medikamente, welche die glutenfreie Ernährung ersetzen können.

Sind solche Medikamente in Entwicklung?

Es wird intensiv untersucht, ob Präparate, die das Gluten spalten, bevor es von der Darmschleimhaut erkannt wird und einen Schaden anrichten kann, praktikabel werden können. Das Wirkungsprinzip wäre ähnlich wie bei den laktosespaltenden Enzympräparaten, die es bereits für Milchzuckerunverträglichkeit gibt. Die Entwicklung ist jedoch noch lange nicht abgeschlossen.

Kann ich die Oblate zum Abendmahl oder der Kommunion in der christlichen Kirche einnehmen, ohne dass es zu Schäden kommt?

Die zu kirchlichen Anlässen verteilten Oblaten sind aus Weizenmehl hergestellt und damit glutenhaltig. Dieses immer wiederkehrende Risiko der minimalen Glutenbelastung halte ich nicht für empfehlenswert. Es gibt Hostienbäckereien, die glutenfreie Oblaten herstellen. Zur Weihnachtszeit können Sie sich mit glutenfreien Backoblaten eindecken. Außerdem gibt es die Möglichkeit anderes glutenfreies Waffelbrot in kleinen Stücken (ausgestochenen Scheiben) an die Sakristei zu geben. Dort kann es gesegnet werden und jeweils zur Messe dem Betroffenen gereicht werden. Das Erkennen dieser Kommunion fällt auch leichter als die entsprechende Extra-Oblate.

Hin und wieder ein Brötchen ... das kann doch so schlimm nicht sein?

Nicht jeder Diätfehler löst erkennbare Symptome aus. Fälschlich glaubt man dann, der Körper habe den Fehler überhaupt nicht bemerkt. Allerdings ist das Immunsystem ähnlich einer Registrierkasse. Auch kleine Fehler führen zur Bildung von Antikörpern, wenn sie sich immer wiederholen dann auch zu Schäden der Schleimhaut.

Gibt es Toleranzgrenzen?

Kein Mediziner würde zurzeit eine Zahl angeben, wenn Sie ihn nach einer Verträglichkeit von Glutenspuren fragen. Allerdings hat man festgestellt, dass winzige Glutenmengen (pro Tag 30–50 mg) tatsächlich bei vielen Betroffenen verträglich sind und keine Veränderungen an der Schleimhaut sichtbar machen. Das entspricht ungefähr den Belastungen, die eine sicher eingehaltene glutenfreie Ernährung beinhaltet, wenn auch Fertigprodukte mit verwendet werden (Spuren von Gluten infolge Kontamination). Achtung: Einige Betroffene reagieren aber auch auf diese Spuren!

Wie viel Gluten enthält denn so ein normales Brötchen?

30–60 % des Getreideeiweiß ist Gluten. Je nachdem ob es sich um kleberstarkes oder kleberschwaches Mehl handelt, enthält ein Brötchen im Durchschnitt 1,5 g Gluten.

Wie hoch ist die übliche Tagesdosis von Gluten bei normaler mitteleuropäischer Ernährung?

Je nach Alter zwischen 5 und 15 g Gluten werden pro Tag gegessen. Danach orientiert sich auch die Glutenzufuhr bei Belastungstests.

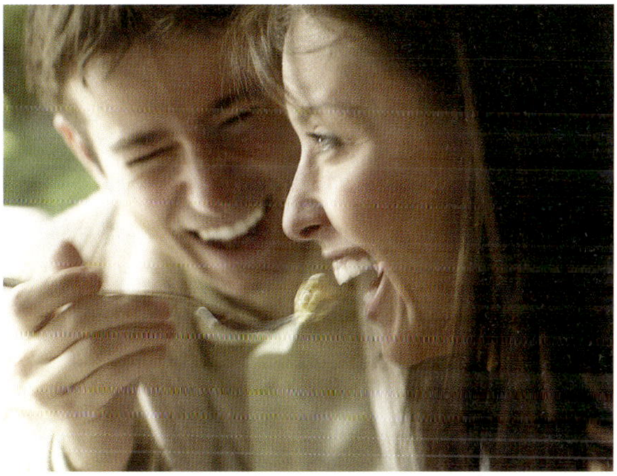

▲ Sie werden nicht unbedingt wieder Beschwerden bekommen, nur weil Sie einmal kurz eine glutenhaltige Speise probiert haben. Aber vermutlich wird es dann nicht bei dem einen Mal bleiben.

Wie gefährlich sind vereinzelte Diätfehler?

Die Gefahr einzeln auftretender Diätfehler für die Darmschleimhaut ist nicht so dramatisch. Die eigentliche Gefahr liegt darin, dass, insbesondere wenn nicht sofort Symptome auftreten, Diätfehler immer häufiger werden, die glutenfreie Ernährung letztlich nicht mehr ernst genommen wird. Damit werden dann aber Reaktionen des Immunsystems mit Antikörperbildung unterhalten. Das führt letztlich zum gesteigerten Risiko von anhaltenden Schädigungen und zu einem erhöhten Risiko an Lymphomen zu erkranken.

Wie schmeckt eigentlich Gluten?

Gluten ist geschmacksneutral.

Wenn mein Freund gerade ein Brötchen verzehrt oder Bier getrunken hat, darf ich ihn dann küssen?

Streng genommen gibt es hier ein Risiko einer geringen Glutenaufnahme. – Wie Sie selbst dieses Risiko bewerten, bleibt Ihnen überlassen.

▼ Obwohl Sie bei der glutenfreien Diät auf Vollkornprodukte aus den gängigen Getreidesorten verzichten müssen, gibt es dennoch ausreichend Lebensmittel mit hohem Ballaststoffgehalt, die Sie verzehren dürfen.

Und die Ballaststoffe – Vollkorn ist doch jetzt nicht mehr möglich?

Auch glutenfrei gibt es viele Möglichkeiten, Ballaststoffe zu essen. Erstens können Sie auf Vollkornreis, Hirse- und Buchweizen aus vollem Korn, Teff und Amaranth zurückgreifen. Das sind alles Lebensmittel, die einen sehr hohen Ballaststoffanteil haben. Außerdem zählt auch das gängigste Bindemittel, nämlich Guarkernmehl, für glutenfreie Backwaren zu den Ballaststoffen. In glutenfreien Produkten werden auch Apfel- und Erbsenfaser oder Zuckerrübenkleie verarbeitet. Weiterhin enthalten Frischobst und -gemüse reichlich Ballaststoffe, insbesondere wenn sie roh und mit Schale gegessen werden.

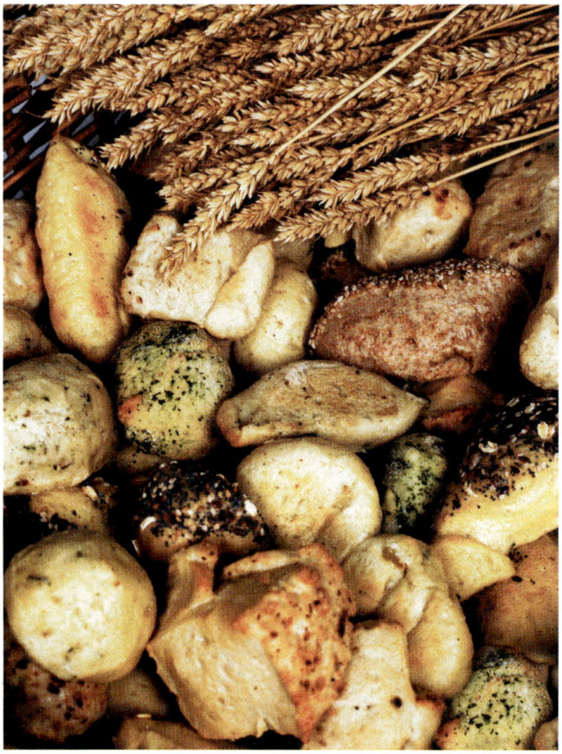

Enthält die glutenfreie Ernährung wirklich alle notwendigen Nähr- und Wirkstoffe?

Hier kommt es tatsächlich auf Ihre eigene Art der glutenfreien Ernährung an. Sie können sich glutenfrei genauso unzureichend und schlecht ernähren wie glutenhaltig. Halten Sie sich bei der Zusammenstellung Ihres täglichen Speiseplans am besten an Empfehlungen aus der Ernährungspyramide.

Sollte ich zur Kontrolle meiner glutenfreien Ernährung regelmäßige Biopsien durchführen lassen?

So lange keine akuten, unerklärlichen Beschwerden auftreten, sind Biopsien sicher zu aufwändig. Allerdings gelten die Transglutaminase-Antikörper als möglicher Kontrollfaktor für die Glutenfreiheit der Ernährung. Kontrollen über Antikörper können sicher und unproblematisch durch Blutentnahme im Jahres- oder Zweijahresabstand durchgeführt werden – sein Auto bringt man ja auch alle zwei Jahre zum TÜV.

Mein Kind ist sehr dünn und isst sehr wenig – was soll ich tun?

Zunächst einmal haben viele Mütter den Eindruck, ihr Kind esse zu wenig. Ein Blick auf die Verlaufskurve von Gewicht und Wachstum im gelben Untersuchungsheft des Kindes zeigt, ob wirklich Anlass zur Besorgnis besteht. Kinder wachsen außerdem »wie die Tannen«: einem Wachstumsschub folgt erst die Gewichtszunahme – so erscheinen sie nach einem Schub in die Länge oft eine Zeitlang sehr dünn.

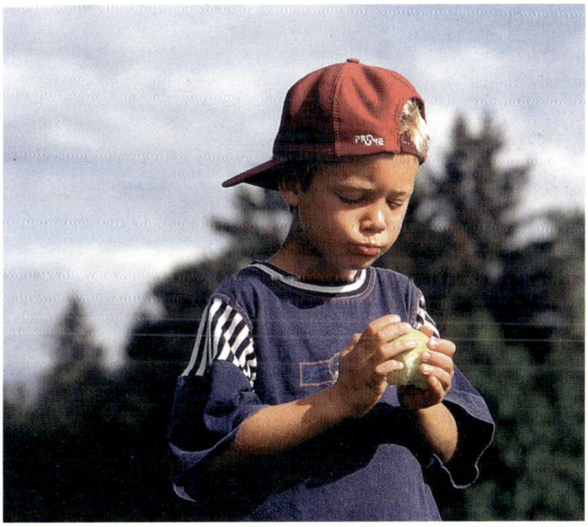

▲ Lassen Sie die glutenfreie Ernährung Ihres Kindes nicht zur stressigen Sonderbehandlung ausarten.

Lassen Sie den Esstisch nicht zur Arena werden! Bieten Sie Ihrem Kind regelmäßig etwas zu essen an – aber keine »Sonderaktionen«. Wird zu den Mahlzeiten nicht ausreichend gegessen, gibt es erst wieder etwas zur nächsten Mahlzeit – ein Hinterherlaufen mit Esswaren sollten Sie vermeiden! Am vollen Tisch verhungert kein Kind, auch nicht, wenn es Zöliakie hat. Vielleicht können Sie den Speiseplan mit der ganzen Familie abstimmen und auch die Lieblingsgerichte der einzelnen Familienmitglieder regelmäßig mit einbauen.

Mein Kind verweigert insbesondere das glutenfreie Brot – Was soll ich tun?

Vielleicht haben Sie noch nicht die Sorte gefunden, die Ihrem Kind schmeckt. Die Auswahl ist groß und die Geschmacksrichtungen wirklich sehr vielfältig. Besonders lecker sind natürlich frische selbstgebackene Kinderbrötchen – Rezeptanregungen finden Sie bei den Herstellern der Mehlmischungen oder auch in meinem Buch »Köstlich essen bei Zöliakie« (siehe Service). Gerade glutenfreies Brot altert erheblich schneller als herkömmliches. Daher sollte es vor dem Verzehr wenn möglich aufgebacken oder aufgetoastet werden. Die Krume wird dadurch wieder viel weicher und elastischer! Vorübergehend kann Brot auch durch Reiswaffeln, Waffel- oder Knusperbrot, glutenfreie Müslimischungen oder Waffeln bzw. gefüllte Pfannkuchen ersetzt werden. Viele Kinder mögen für eine Weile kein Brot – auch wenn sie keine Zöliakie haben.

ZUSAMMENFASSUNG

So bekommen Sie Ihre Zöliakie in den Griff

Nach gesicherter Diagnose einer Zöliakie und evtl. weiterer Unverträglichkeiten:

- Gleichen Sie nachgewiesene Nähr- und Wirkstoffmängel medikamentös aus.
- Stellen Sie konsequent auf glutenfreie Ernährung um. Dabei auf die Zusammensetzung verarbeiteter Lebensmittel achten und Kontaminationsmöglichkeiten im eigenen Haushalt ausschalten.
- Berücksichtigen Sie zusätzliche Unverträglichkeiten, wie Laktose-Intoleranz oder Fruchtzuckermalabsorption, entsprechend.
- Geben Sie Ihrem Körper Zeit, auf die Umstellung zu reagieren und zu regenerieren.
- Behalten Sie den Mut und vergessen das Lachen nicht – mit Zöliakie kann man munter 100 Jahre alt werden!

Heißt glutenfrei null Gluten?

Lebensmittel können von Natur aus glutenfrei sein und dann über Ernte, Transport, Verarbeitung, Verpackung und Lagerung mit Gluten erheblich verunreinigt werden.

Lebensmittel des allgemeinen Verzehrs, die aus von Natur aus glutenfreien Rohstoffen zusammengesetzt sind, können erhebliche Kontaminationen an Gluten aufweisen. In der Zutatenliste dieser Lebensmittel wird jedoch Gluten nicht genannt. Der Hinweis auf mögliche Spuren von Gluten ist ein freiwilliger Hinweis der Hersteller.

Als glutenfrei gekennzeichnete Produkte (diätetische und nicht diätetische Lebensmittel) müssen regelmäßig kontrolliert werden.

Als Grundlage der Bewertung der Ergebnisse wird der Codex alimentarius (ein von der Codex Commission erarbeiteter Standard für diätetische Lebensmittel) herangezogen. Danach gilt: von Natur aus glutenfreie Rohstoffe sollten nicht mehr als 20 ppm (2 mg Gliadin per 100 g Rohstoff) enthalten, Rohstoffe welche »glutenfrei gemacht wurden« – z. B. Weizenstärke – nicht mehr als 200 ppm (entsprechend 20 mg pro 100 g). Diese Werte werden in der Codex Kommission immer wieder neu diskutiert – letztlich gibt es jedoch zur Zeit keine rechtlich verbindlichen Grenzwerte weder national noch auf EU-Ebene. Definition und Grenzwerte für glutenfreie Produkte werden aktuell diskutiert und in den nächsten Jahren verabschiedet werden.

Es ist also unrealistisch anzunehmen, dass eine glutenfreie Diät wirklich keine Gluten-Spuren beinhaltet. Diese sind nach Studien auch nicht bedenklich, wenn die tägliche Glutenaufnahme nicht mehr als 10 mg pro Tag ausmacht (andere Studien erwähnen 30 mg). Diese »Toleranzschwellen« sind sehr individuell und liegen auf jeden Fall weit unter den Werten, die mit einem einzigen Diätfehler (Brötchen) erreicht werden.

Für den Betroffenen ist es am sichersten, von Natur aus glutenfreie Produkte mit speziell glutenfrei hergestellten Lebensmitteln zu ergänzen. Hier gibt es regelmäßige Kontrollen.

Selbsthilfe

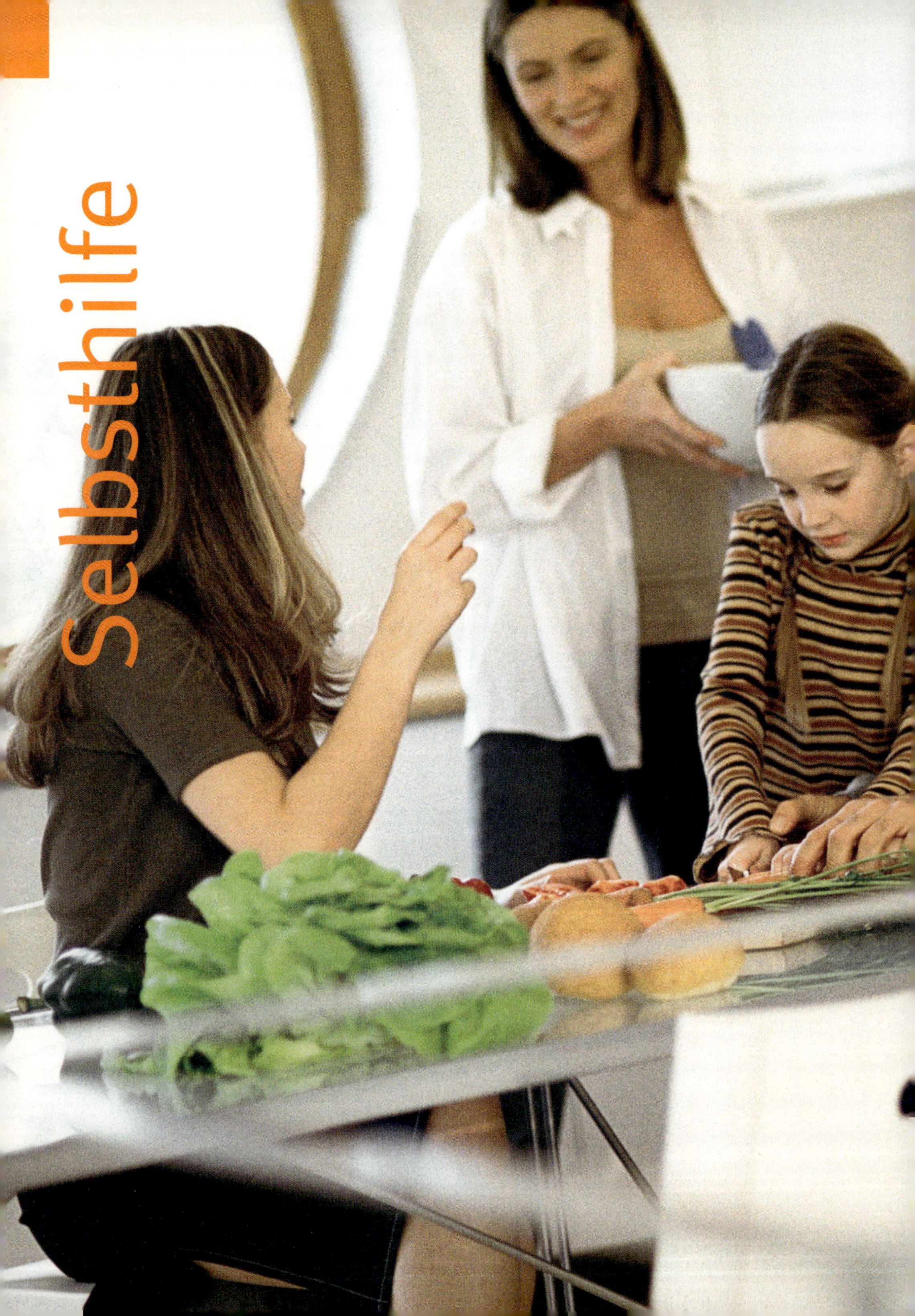

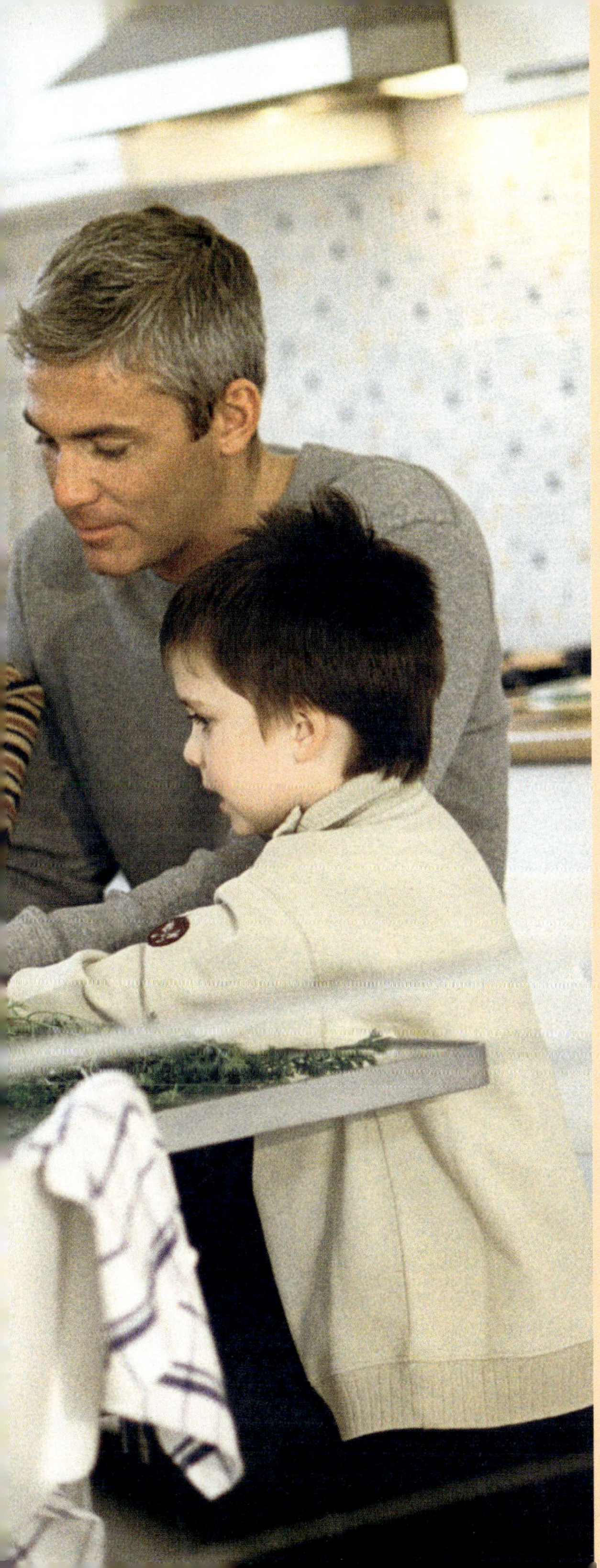

Mit Zöliakie leben

Wie mache ich meiner Umgebung klar, was »glutenfrei« bedeutet? Wie bekomme ich im Urlaub das richtige Brot? Wo finde ich Hilfe und Gleichgesinnte? Antworten auf diese und viele weitere Fragen lesen Sie auf den folgenden Seiten.

Die Diagnose »verdauen«

Es klingt so leicht: »Sie müssen jetzt einfach nur Ihre Ernährung umstellen.« Fast zweifelt man, dass die Zöliakie eine ernst zu nehmende Erkrankung ist – wenn doch die einzig wirksame Behandlung eine Ernährungsumstellung sein soll. Welch einschneidende Veränderungen sich im Leben der Zöliakie-Betroffenen durch diese Ernährungsumstellung ergeben, ist vielen nicht bewusst.

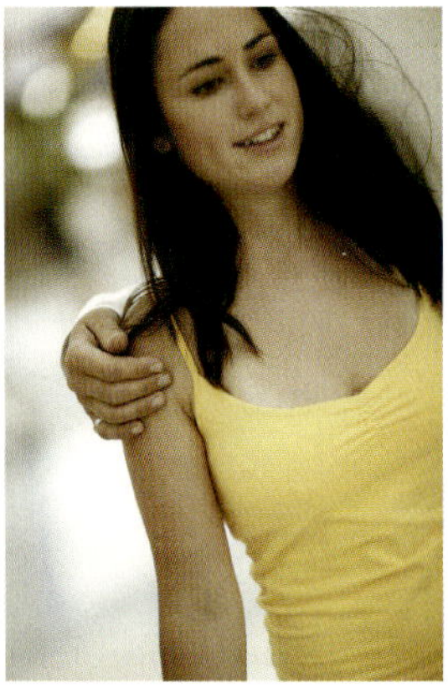

▲ Nehmen Sie die Diagnose »Zöliakie« ernst.

Auch die Mitmenschen verhalten sich ganz unterschiedlich, wenn die Information kommt: »Ich darf jetzt nicht mehr alles essen«. Es kommt sehr darauf an, wie ich die Informationen zur Notwendigkeit einer glutenfreien Ernährung weitergebe: eher unsicher und ungenau, klar und sicher oder gar fordernd.

Die Erkrankung akzeptieren – haben Sie Geduld mit sich ...

Um sich klar und sicher zu behaupten, muss ich die Erkrankung erst einmal für mich selbst akzeptiert haben – im Falle der Zöliakie eines Kindes müssen die Eltern die Erkrankung akzeptiert haben. Das kann einige Zeit dauern! Seien Sie geduldig und informieren Sie sich so umfassend wie irgend möglich. Fragen Sie bei noch nicht ganz abgeschlossener Diagnose auch den Arzt lieber einmal zu viel als zu wenig.

Erst nach und nach entwickelt sich eine Art Routine im Umgang mit der Zöliakie im Alltag. Die richtige Einstellung zur Zöliakie ist das Wichtigste, um auch schwierige Alltagssituationen ohne große Probleme meistern zu können. Denn die Zöliakie kann man nicht zu Hause lassen, wenn eine Einladung zum Essen vorliegt. Man kann und sollte sie nicht verstecken – und vor allen Dingen muss sich niemand schämen, Zöliakie zu haben. Sobald ein Betroffener das Haus verlässt, muss er damit rechnen, in Situationen zu geraten, die seine Erkrankung »öffentlich« machen. Dann ist es besonders wichtig, außen stehenden Personen die Zöliakie und die Bedeutung der Diät schnell und sehr einfach zu erklären.

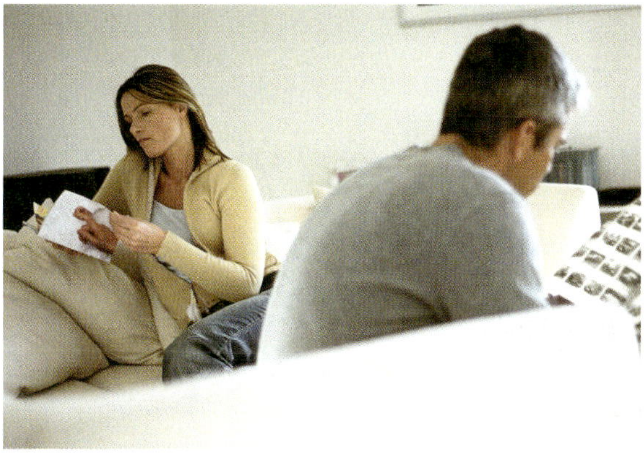

▲ Lassen Sie sich Zeit, um sich mit der Ernährung vertraut zu machen.

... und auch mit den anderen

Ich selbst greife meistens auf die nicht ganz korrekte Erläuterung zurück, Zöliakie sei eine »Allergie gegen Mehl«. Je nachdem, wie wichtig Einzelheiten für den anderen sind, erkläre ich weiter, dass auch Grieß, Nudeln, Paniermehl und alle sonstigen Dinge, die Mehl enthalten, gemeint sind. Allergien sind heutzutage eine weit verbreitete Misere und diese Erklärung wird von jedem verstanden und akzeptiert. Kommen dann noch Fragen zu Symptomen und Auswirkungen, ist es ja leicht, diese zu erklären.

Es ist nicht immer einfach, anderen verständlich zu machen, dass auch kleinste Mengen von Brot, Kuchen etc. schon schädlich sind. Hier herrscht immer noch die Meinung, dass »einmal so gut wie keinmal« bedeutet. Als Betroffener muss man mit Erstaunen, Bedauern, besonderen Bemühungen und leider auch mit Spott und Ignoranz der Umwelt rechnen. Ich selbst habe meistens gute Erfahrungen mit Fremden gemacht, vor allem, weil ich mich auf keinerlei Diskussion über den Sinn meiner Diät einlasse. Die Frage: »Ist das ansteckend?« hat mich unvorbereitet am meisten getroffen.

Verstecken hilft nichts – die Zöliakie gehört zu uns und wird uns ein Leben lang begleiten. Leben Sie damit!

Heute komme ich relativ gut mit den Reaktionen der Umwelt zurecht und kann auch, ohne verletzt zu sein, auf sehr persönliche Fragen ruhig antworten. Schrecken Sie vor allen Dingen nicht davor zurück, immer wieder aus sich herauszugehen, zu erklären, auch wenn Sie das ein oder andere Mal schlechte Erfahrungen gemacht haben.

Ist die Zöliakie auch eine Erkrankung des Dünndarmes, so ist dennoch der ganze Mensch beteiligt. Körper und Psyche sind besonders belastet.

Wie Sie mit der seelischen Belastung umgehen können

Im ersten Moment nach der Diagnosestellung sieht man anstelle von leckerem Essen nur noch ein Stopp-Schild vor Augen – man hat den Eindruck, nichts geht mehr. Die Angst vor dem Essen (bzw. davor, bloß keinen Fehler zu machen) wird oft begleitet von der Angst, nicht rechtzeitig eine Toilette zu finden. Spontaner Durchfall gehört halt auch zu den Symptomen der Zöliakie. Bei konsequent eingehaltener Diät sind diese bald vergessen, können aber in den ersten Wochen dennoch einen weiteren Stresspunkt darstellen. Der Stress wiederum führt bei einigen Betroffenen zu Bauchbeschwerden und Durchfall und schon ist der Teufelskreis perfekt.

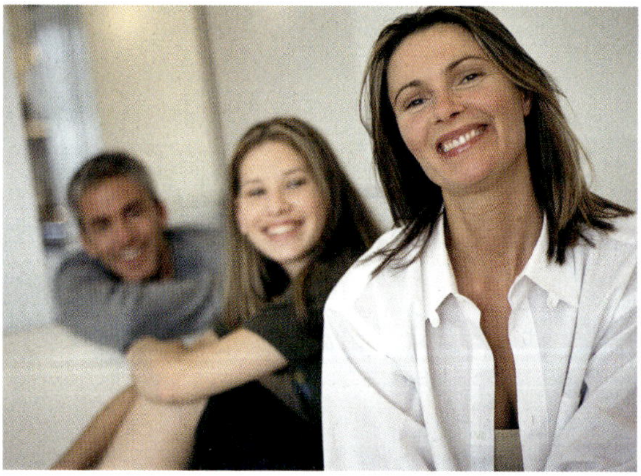

▲ Wenn Ihre Familie auch gut informiert ist, kann sie Sie besser unterstützen.

Stehen Sie zu Ihrer Erkrankung

Außerdem ist es vielen Betroffenen unangenehm, ihre Freunde und Bekannten davon zu unterrichten, dass der monatliche Kaffee-Kuchen-Treff oder der Pizza-Abend beim Italiener nun nicht mehr ohne besonderes Rückfragen oder Mitbringen von eigenen Lebensmitteln geht. Ich kenne Zöliakie-Betroffene, die seit ihrer Diagnosestellung kaum mehr ausgehen oder bewusst Diätfehler hinnehmen, nur um nicht aufzufallen.

Wie Sie negative Einstellungen überwinden

Depressive Verstimmungen, bei Kindern Weinerlichkeit und Lustlosigkeit gehören zum Beschwerdebild der unbehandelten Krankheit an sich, können jedoch auch eine Folge sein, solange man sich noch nicht wirklich mit der Zöliakie abgefunden hat. Oft interpretiert man in die Reaktionen der Umwelt mehr Negatives hinein, als wirklich dahinter steckt. Ist es tatsächlich so, dass man nun weniger eingeladen wird? Hat die Bedienung im Restaurant wirklich aufgrund meiner Rückfrage so komisch geguckt?

▼ Auch mit Zöliakie ist eine unbeschwerte Kindheit möglich.

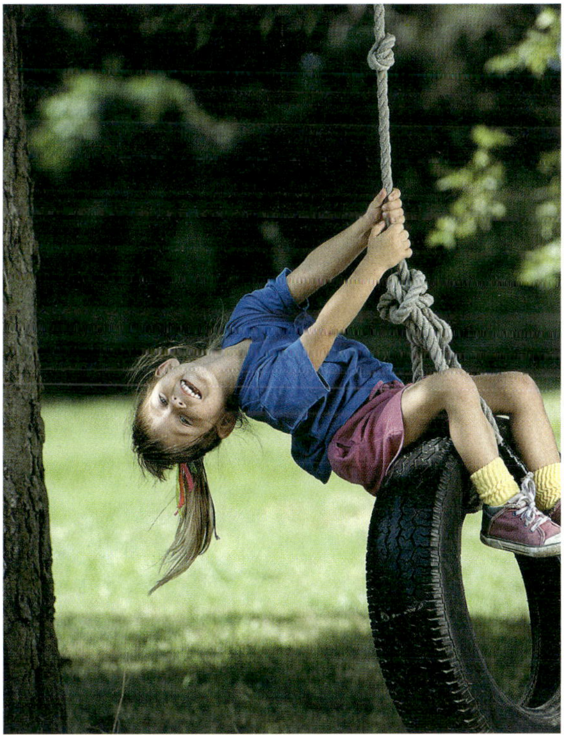

Bei allem Respekt vor den genannten seelischen Situationen – man kann unter der richtigen Ernährung gesund alt werden und sollte sich selbst nicht die Möglichkeiten verbauen, gut gelaunt richtig zu essen:

- Informieren Sie grundsätzlich alle, die es wissen müssen, über Ihre Unverträglichkeit.
- Legen Sie sich bereits vorher positive Formulierungen zurecht.
- Ihnen ging es vielleicht schon lange sehr schlecht – jetzt ist der Feind gefunden und Sie selbst können etwas Handfestes dagegen unternehmen.
- Was ich esse und trinke ist letztlich meine Entscheidung

und ich habe ein Recht darauf zu erfahren, wie mein Essen zusammengesetzt ist.
- Es ist wirklich keine Besonderheit mehr, irgendwelche Nahrungsmittel nicht zu vertragen (»allergisch zu sein«).
- Daran hat auch keiner Schuld – auch nicht die Eltern eines an Zöliakie erkrankten Kindes.

Es fällt aber auch leichter, die Reaktionen der anderen richtig zu bewerten, wenn Sie sich klar machen, dass auch Sie selbst eine Weile gebraucht haben, die Informationen über glutenfreie Ernährung zu verdauen. Dass es auch bei Ihnen zunächst näheres Nachdenken gebraucht hat, bis die Umsetzung perfekt klappte. Wenn Sie also offen und positiv auf andere zugehen, wird es seltener zu ärgerlichen oder gar peinlichen Situationen kommen.

Sagen Sie sich selbst – »Ich will kein Gluten essen!«, statt »Ich darf nicht!« – Denn Sie wollen doch selbst, dass es Ihnen besser geht.

Ihre Umwelt informieren

Damit das Leben mit der Zöliakie auch für Sie leichter wird, einige Situationen aus verschiedenen Altersgruppen mit Lösungsvorschlägen.

Mein Kind hat Zöliakie

Zunächst einmal müssen Sie als Eltern diese Information verdauen und dann konsequent den Haushalt umstellen. Da Kinder häufig unaufgefordert Nahrungsmittel in die Hand gedrückt bekommen, ist es an Ihnen, immer wieder aufzupassen und ungeeignete Dinge rechtzeitig wegzunehmen. Manchmal gilt man dann als »Öko-Eltern« oder »Rabenmutter«, weil auf die Schnelle nicht jeder versteht, dass es hier nicht um eine Gesinnung, sondern eine notwendige Diät geht.

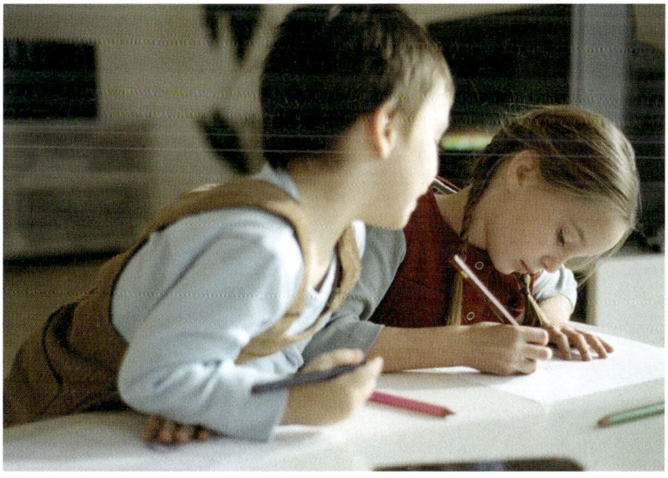

◀ Zöliakie ist keine »reine Familienangelegenheit« – alle, die mit Ihrem Kind in Kontakt kommen, müssen darüber informiert sein.

Betreuer und andere Eltern in der Krabbelgruppe informieren

In der Krabbelgruppe gibt es häufig Ess-Situationen. Es sollte vorab geklärt sein, dass nur zu einer Zeit und nicht ununterbrochen gegessen wird. Außerdem müssen auch die anderen Mütter/Eltern wissen, dass Ihr Kind glutenfrei essen muss. Den Begriff kennen manche bereits von den Packungsaufschriften der Babynahrung. Stellen Sie Ihr Kind trotzdem nicht unter eine Glasglocke. Es muss lernen, mit der Krankheit täglich umzugehen. Es muss die Diät begreifen und irgendwann auch selbst glutenfrei backen können (auch die Jungs) bzw. wissen, wo man sich mit geeigneten Lebensmitteln eindeckt. Ihr Kind muss unbedingt akzeptieren lernen, dass eben nicht alle anderen Spezialbrot essen müssen. Je normaler das Leben innerhalb der Familie abläuft, umso leichter ist es für den Betroffenen, auch anderswo mit der Diät klarzukommen – und das gilt nicht nur für Kinder.

Kinder mit Zöliakie werden oft »in Watte gepackt« – tun Sie das nicht! Ihr Kind wächst mit den Herausforderungen.

Wie soll ich es der Oma erklären, dass ihre Kekse in Zukunft tabu sind?

Ist Ihr Kind von der Zöliakie betroffen, scheint eine der schwierigsten Aufgaben zu sein, die Verwandtschaft aufzuklären. Hier stoßen Sie manchmal auf Unverständnis und müssen eindringlich klarmachen, dass auch Omas selbstgebackene Kekse schädliches Gluten enthalten. Aber halt! – Bevor Sie sich in Ihren Ärger hineinsteigern und somit dem Kind die Rolle als bedauernswertem Außenseiter sichern: Geben Sie sachliche klare Informationen, evtl. auch mit diesem Buch weiter.

Gerade Verwandtschaft, die häufiger besucht wird, muss detailliert über die Zöliakie Bescheid wissen. Hier reichen kurze Hinweise nicht aus. Oma muss wissen, was sie dem Enkel denn sonst Gutes tun kann, wenn schon nicht ihre berühmten selbstgebackenen Kuchen und Kekse. Vielleicht hat sie ja auch Lust und Freude daran, das glutenfreie Backen zu lernen. Vielleicht besucht sie zusammen mit dem Enkel einen Back-

und Kochkurs. Ich kenne eine Zöliakie-Betroffene, deren Opa das weltbeste selbstgebackene Brot für die Enkelin selbst entwickelt und natürlich regelmäßig gebacken hat.

Genauso gut kann es aber auch sein, dass es innerhalb der Verwandtschaft weitere Betroffene gibt, die lediglich ihre Beschwerden bislang nicht einzuordnen wussten – auch deshalb muss Information innerhalb der Verwandtschaft unbedingt sein!

Lehrer und Betreuer aufklären

Immer dann, wenn Ihr Kind in andere Hände zur Betreuung gelangt, ist es wichtig, Informationen zur Zöliakie weiterzugeben und evtl. geeignete Nahrungsmittel zur Verfügung zu stellen. Mehrere Personen müssen genau über die Zöliakie Bescheid wissen. Broschüren der DZG und natürlich auch dieses Buch helfen beim Informieren der Gruppenbetreuerinnen und Lehrer.

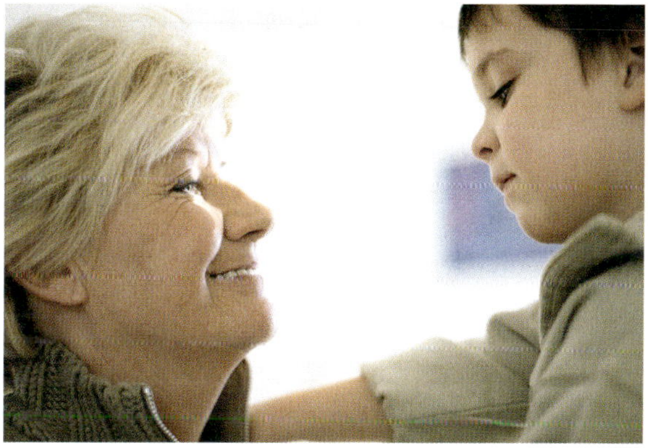

▲ Je besser Sie alle Betreuungspersonen Ihres Kindes über Zöliakie aufklären, desto sicherer ist es vor Diätfehlern geschützt.

Worauf Sie bei Ihrem Kindergarten-Kind achten müssen

Ihr Kind kann in diesem Alter noch nicht selbst entscheiden, was es essen darf und was nicht. Das Austauschen mitgebrachter Brote unter den Kindern kann zu Diätfehlern führen. Sie sollten also Ihrem Sprössling einschärfen, dass es grundsätzlich nichts ohne nachfragen essen sollte, was nicht aus Ihrem Haushalt kommt. Klingt das auch zunächst nach Dressur, ist es doch eine wichtige Schutzfunktion vor ungewollten Diätfehlern. In modernen Kindergärten werden Plätzchen gebacken und kleine Mahlzeiten zubereitet – warum nicht mit glutenfreien Zutaten arbeiten? Natürlich sollten in diesem Fall alle Zutaten auf Glutenfreiheit überprüft werden. Das gilt

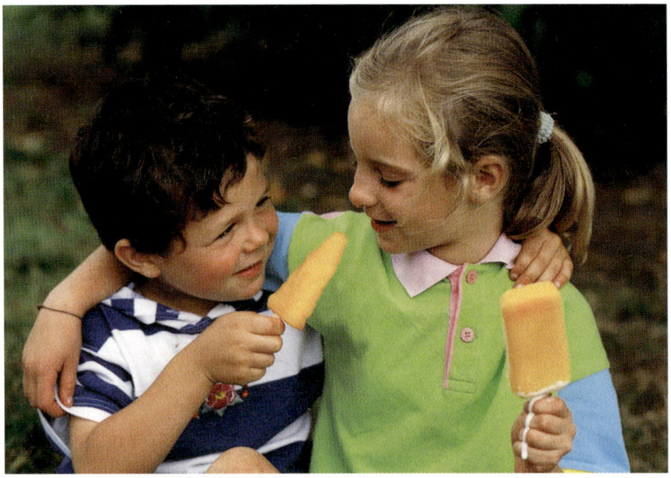

▶ »Willst du auch mal lecken?« – Essen mit seinen Kameraden auszutauschen, sollten Sie Ihrem Zöliakie-Kind zu seinem eigenen Schutz verbieten.

auch schon für den Tee, wenn solcher im Kindergarten für alle gekocht wird.

Kinder kommen oft leichter mit der Diät klar als wir

Wenn Ihr Kind erst begreifen kann, dass es Nahrungsmittel gibt, die speziell ihm Bauchweh machen, ist die Hauptarbeit geschafft. Ich habe oft die Erfahrung gemacht, dass gerade Kinder sehr konsequent in der Einhaltung ihrer Diät sind. Sie lernen besonders schnell und akzeptieren die Zöliakie viel leichter als die meisten Erwachsenen. Für kleine Kinder bedeutet diese Erkrankung oft nicht halb soviel Tragik wie für deren Eltern.

TIPP

Sachliche Information ist am besten

In der Schule muss selbstverständlich der Klassenlehrer über die Erkrankung Bescheid wissen. Es ist gut, wenn das Kind selbst die Möglichkeit hat, seine Mitschüler über die Zöliakie zu informieren, z. B. im Rahmen des Sachkunde- oder Biologie-Unterrichtes. Aber auch hier gilt: sachlich informieren und nicht emotional überbewerten. Viele Schulkinder haben heutzutage mit gesundheitlichen Besonderheiten zu kämpfen.

Zöliakie in der Pubertät

»Pubertät ist, wenn die Eltern anfangen schwierig zu werden« sagt ein Sprichwort. Gemeint ist, dass Anweisungen und Aussagen der Eltern gerade im Alter zwischen Kind und Erwachsensein nicht gut angenommen werden können. Jugendliche lehnen sich gegen klare Vorschriften gerne auf – erst jetzt werden auch die Zöliakie und die daran gebundenen Diätvorschriften als Störfaktor gesehen.

Jugendliche nehmen oft bewusst Diätfehler in Kauf

Oft machen Jugendliche in diesem schwierigen Alter ihre ersten bewussten Diätfehler. Sie wollen auf keinen Fall anders sein als die anderen, das macht sich ja schon bei der angesagten Einheitskleidung, Frisur und Sprechweise bemerkbar. Dramatisieren Sie solche Diätfehler nicht, aber sprechen Sie mit Ihrem »Noch-Kind« darüber. Klären Sie auf jeden Fall auf, dass es nicht immer Symptome zu erwarten hat, wenn die Diät unterbrochen wird, aber dass das Immunsystem letztlich wie eine Registrierkasse reagiert. Geben Sie ihm Lesestoff zur Zöliakie. Schön wäre es, wenn bereits Kontakte zu anderen betroffenen Jugendlichen bestünden, vielleicht aus den Treffen der regionalen Selbsthilfegruppe.

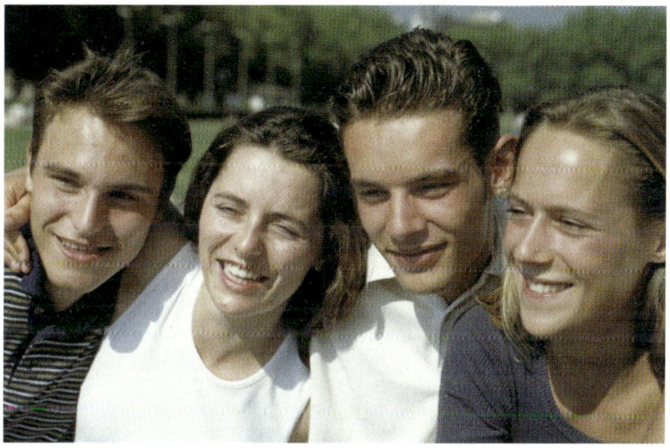

▲ Jugendlichen Betroffenen fällt es oft besonders schwer, die Diät konsequent durchzuhalten.

Laden Sie zur glutenfreien Pizza-Party ein

Laden Sie Freunde Ihres Jugendlichen doch mal zu einer Party mit glutenfreier Pizza ein oder veranstalten Sie eine Back-Schlacht. Das macht Spaß und ist auch das Chaos in Ihrer Küche wert. Vor allem hilft es Ihrem Sprössling, lockerer mit der Zöliakie umzugehen und diese nicht zur Ursache all seiner anderen Sorgen und Probleme zu machen.

Wenn die Diagnose erst im Erwachsenenalter gestellt wird

Manchmal wird die Diagnose erst sehr spät gestellt – ich kenne eine Betroffene, die erst mit 84 Jahren von ihrer Sprue erfuhr.

Die Diagnose Zöliakie wird immer häufiger erstmalig im Erwachsenenalter gestellt. Hier wird die Erkrankung auch gerne als Sprue oder einheimische Sprue bezeichnet. Es handelt sich um die gleiche Erkrankung, jedoch ist die Krankheitsgeschichte bis zur Diagnosestellung eine andere. Sprue-Betroffene haben meist einen viel längeren Leidensweg hinter sich. Es dauert auch heute oft noch viele Jahre vom ersten Symptom bis die Erkrankung erkannt wird. Meist haben sich sehr viele Mangelerscheinungen und zusätzliche Unverträglichkeiten aufgrund der langen nicht erkannten Krankheit ergeben.

Bei Erwachsenen tritt die Besserung meist langsamer ein als bei Kindern

Auch tritt die Besserung nach Diagnosestellung meist nicht so spontan ein, wie das bei Kindern verblüffenderweise meist der Fall ist. Aber auch die eigentliche Akzeptanz und Umgewöhnung macht vielen Sprue-Betroffenen große Schwierigkeiten. Je länger es bis zur Diagnosestellung gedauert hat, je älter der Betroffene bei der Diagnose ist, umso länger dauert es, bis eine eindeutige Reaktion auf die glutenfreie Ernährung zu verzeichnen ist. Sollte sich diese Wirkung jedoch sehr verzögern oder sind die Beschwerden sehr stark ausgeprägt, können Sie einiges tun, um sich die Übergangszeit zu erleichtern:

Was können Sie tun, wenn die Besserung sich verzögert oder ganz ausbleibt?

Ist die Diagnose tatsächlich korrekt? Stellen Sie sich zunächst die Frage, ob die Diagnose abschließend und korrekt gestellt wurde. Es hat wenig Sinn, glutenfreie Ernährung bei Verdacht auf Sprue probeweise einzuhalten. Sie verzögern damit nur die richtige Behandlung einer evtl. anderen Ursache Ihrer Beschwerden.

Ihr Körper braucht Zeit. Als nächstes sollten Sie bedenken, dass Ihr Darm schonungsbedürftig ist und es Zeit braucht, bis evtl. vorhandene Entzündungsstellen abgeklungen sind und die Verdauungsenzyme wieder voll zur Wirkung kommen. Seien Sie geduldig mit Ihrem Körper.

Führen Sie ein Ernährungs-Tagebuch. Es kann sein, dass Sie zusätzliche Unverträglichkeiten haben. Diese müssen Sie meist selbst herausfinden, da es sehr individuell ist, wer auf was reagiert. Zu diesem Zweck ist es günstig, ein so genanntes Ernährungs-Tagebuch zu führen. Hierzu benutzen Sie einfach ein kariertes Schulheft, welches Sie in zwei Spalten aufteilen. Tragen Sie in die eine Spalte die Mahlzeiten ein (was haben Sie wann gegessen), in die andere Spalte tragen Sie evtl. auftretende Beschwerden mit Uhrzeit ein. Außerdem können Sie hier auch die Stuhlgänge vermerken. Wenn Sie dieses Tagebuch konsequent führen, können Sie bald Schlussfolgerungen ziehen, auf welche Mahlzeitenkomponenten Sie reagiert haben könnten. Diese Lebensmittel vermeiden Sie dann, solange es Ihnen noch nicht vollständig wieder gut geht.

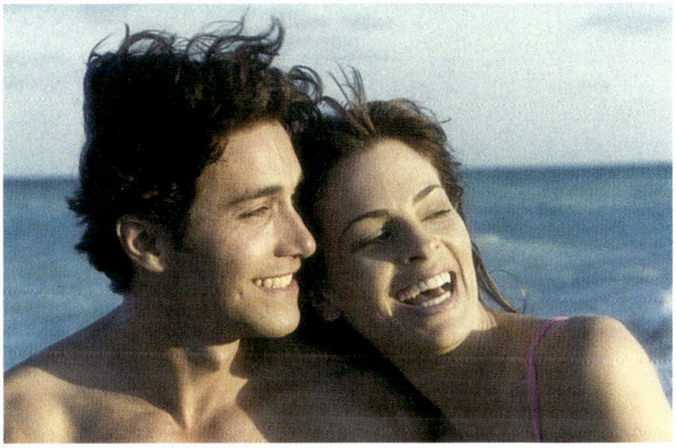

▲ Bald nach der Diagnose wieder beschwerdefrei leben – das ist das Ziel.

Laktose-Intoleranz oder Fruchtzuckermalabsorption. Bitte denken Sie auch an die Möglichkeit einer Laktose-Intoleranz oder Fruchtzuckermalabsorption und fragen Sie Ihren Arzt, ob ein entsprechender Test gemacht wurde. Die Beschwerden dieser Unverträglichkeiten sind denen der Sprue bei Glutenaufnahme so ähnlich, dass oft nicht an diesen Auslöser gedacht wird.

Öfter kleine Portionen essen. Manchmal sind es jedoch auch die Portionsgrößen der Mahlzeiten, mit denen der Darm am Anfang noch nicht fertig wird. Gerade wenn Sie stark abgemagert sind, wird Ihnen vermittelt, jetzt »kräftig zu essen«, damit Sie zu Gewicht kommen. Bitte tun Sie das Ihrem Darm nicht an! Essen Sie kleine Portionen, eher »Portiönchen« und dafür lieber viel öfter (mindestens alle 2 Stunden etwas). So ist die Auswertung der Nahrung um ein Vielfaches besser, die Gewichtszunahme klappt eher und das Essen ist bekömmlicher.

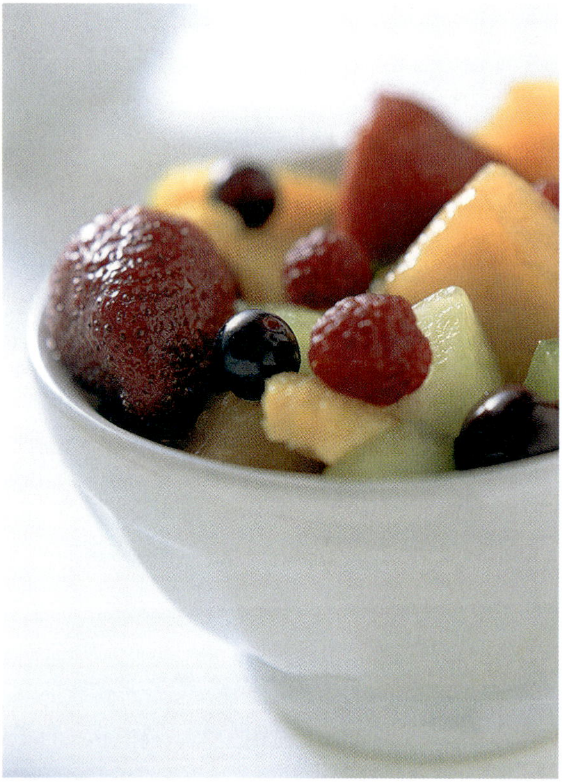

▲ Essen Sie lieber über den Tag verteilt viele kleine Portionen, zum Beispiel ein Schälchen Obst, als wenige große.

Lebensmittel pürieren. Einige Betroffene, denen es wirklich sehr schlecht ging, berichteten auch davon, dass es Ihnen sehr gut tat, überwiegend fein passierte Lebensmittel zu essen. Also Kartoffelpüree wurde besser vertragen als Kartoffeln, Fruchtmus besser als die entsprechenden kompletten Obstsorten. Hirse- und Reisbrei taten gut. Die Auswahl orientierte sich an den Inhaltsstoffen von Babykostgläschen.

All diese Hinweise wirken selbstverständlich nur, wenn die Glutenfreiheit der Nahrung bei klarer Diagnosestellung absolut sicher ist. Daher prüfen Sie als allererstes, ob sich nicht doch irgendwo ein Diätfehler eingeschlichen hat.

Geht es Ihnen immer noch nicht besser, sollten Sie zusammen mit Ihrem Arzt abklären, ob noch andere Erkrankungen zusätzlich vorliegen, z. B. bakterielle Infektion, Nahrungsmittelallergien etc.

ZUSAMMENFASSUNG

Wie Sie mit der Erkrankung umgehen sollten

- Direkt nach der Diagnosestellung zunächst sich selbst informieren, dann die Zöliakie akzeptieren, dann Informationen weitergeben.
- Das Kind von Anfang an keine Sonderrolle spielen lassen, sondern mit in die Diät einbeziehen. Es muss lernen nachzufragen.
- In Hort, Kindergarten und Schule Betreuer informieren, evtl. vorhandene Lebensmittel, die an alle Kinder verteilt werden, auf Glutenfreiheit kontrollieren.
- Beim Jugendlichen öfter und tiefer gehend informieren – Verständnis zeigen, wenn Diätfehler gemacht werden. Helfen, diese zu vermeiden.
- Erst-Diagnose beim Erwachsenen: Geduld! Es dauert länger, bis die glutenfreie Ernährung Wirkung zeigt. Es dauert auch länger, bis die Erkrankung akzeptiert ist. Auf jeden Fall vor Beginn der Diät eine klare Diagnose mit Abklärung auf zusätzliche Unverträglichkeiten!

Tipps für besondere Situationen

Der normale Zöliakie-Alltag klappt nach einiger Zeit der Einarbeitung und Gewöhnung ganz gut. Es kommt aber häufig zu Situationen, die noch nicht »einstudiert« sind. Hier besteht eine besondere Gefahr, die Diät nicht einzuhalten, allein um nicht aufzufallen. Sie sollten sich bereits vorher solche Situationen ausdenken und sich damit gedanklich auseinandersetzen. Hier sind einige Anregungen (Nachahmung empfohlen), was ich tue, wenn …

Was tun, wenn ich eingeladen werde?

Zunächst ist es wichtig zu wissen, ob die Einladung eine Ess-Situation beinhaltet. Ist das unklar, habe ich zur Sicherheit immer ein paar Scheiben Brot dabei. Das lässt sich problemlos in einer flachen Brotdose in der Handtasche transportieren. Dort bleibt es frisch und bröselt nicht. Handelt es sich um eine Einladung zum Mittag- oder warmen Abendessen, muss auf jeden Fall nachgefragt werden, was auf den Tisch kommt.

»Was gibt es zu essen?«

Die meisten meiner Bekannten wissen über meine Zöliakie Bescheid. Trotzdem kann auf das Nachfragen nicht verzichtet werden, denn ich kann nicht erwarten, dass meine Freunde bei der Vorbereitung eines Festmenüs von sich aus an meine »Extrawurst« denken. Bei rechtzeitigem Bescheid ist es oft ein Klacks, Gerichte so zusammenzustellen oder abzuwandeln, dass auch ich alles essen kann. Zum Beispiel kann die Soße dann mit einem glutenfreien Soßenbinder angedickt werden oder die Suppe enthält anstatt Nudeln eine Reiseinlage. Bei Buffets oder beim Auswärts-Essen ist fast immer etwas für mich dabei. Ich muss nur fragen – und Fragen kostet nichts, schaltet aber Fehlerquellen aus.

Selbst gebackenen Kuchen mitbringen

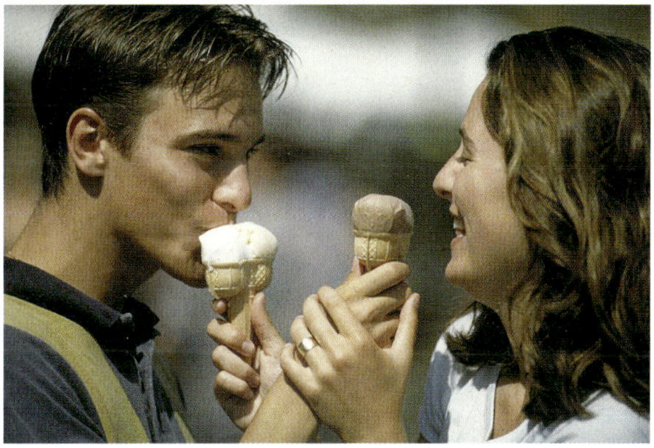

▲ Nicht nur in der Waffel, auch im Eis ist häufig Gluten enthalten.

Lautet die Einladung »zum Kaffeetrinken«, kündige ich meist als Mitbringsel einen ganzen Kuchen an. Ich wähle ein Rezept aus, was mir gut gelingt und esse dann selbst von diesem Kuchen. Nicht-Eingeweihte bemerken oft gar nicht, dass es sich um einen Spezial-Kuchen handelt und naschen fleißig mit. Ich selbst empfinde es als eine ungenügende Lösung, nur die ein oder zwei Stück meines Kuchens mitzubringen und dann zwangsläufig »dumm angeguckt« zu werden.

Vorsicht beim Cafébesuch

Auch wenn die Speisekarte des Cafés einige Dinge aufweist, die ohne glutenhaltige Zutaten hergestellt werden können, ist es jedoch sehr riskant solche Backwaren, wie Baisers, Florentiner oder Mandelhörnchen zu essen. Die Backstube alleine, bemehlte Bleche und unerwartete Mürbeteig-Beimischungen sorgen für ärgerliche Diätfehler. Ob das Eis des jeweiligen Cafés glutenfrei ist lässt sich jedoch oft in einem Gespräch klären. Rohstoffe für die Eis-Herstellung finden sich auch in den Aufstellungen glutenfreier Lebensmittel der DZG. Am sichersten im Café sind halt eben Kaffee und frischer Fruchtsalat.

ACHTUNG

Auch Eis kann Gluten enthalten

Die Verwendung von glutenhaltigen Bindemitteln in Eis ist erlaubt und üblich. Deshalb können wir uns nicht einfach darauf verlassen, Eis in der Eisdiele oder im Café oder auch am Eiswagen sei grundsätzlich glutenfrei. Hier hilft mal wieder nur: nachfragen!

Was tun, wenn ich täglich in einer Kantine essen muss?

Die erweiterte Kennzeichnung der Hauptallergene trifft leider noch nicht auf unverpackt abgegebene Menüs wie z. B. in Gaststätten und Kantinen zu. Die Überprüfung dieser Gerichte allein durch Augenschein ist niemals ausreichend. Bei der Verpflegung durch eine Betriebskantine kommt es sehr auf die Vielseitigkeit und auf den Willen des Kantinenkoches an. Zunächst sollten Sie das Angebot genau »beäugen«:

- Gibt es ein Salatbuffet?
- Gibt es Wahlmenü?
- Gibt es bereits gesonderte Möglichkeiten für Diabetiker oder Abnehmdiät?
- Wird der Speiseplan rechtzeitig ausgehängt?

Je mehr dieser Kriterien erfüllt sind, umso problemloser wird glutenfrei essen in dieser Kantine sein. Besteht das Angebot nur aus einem Menü, sind die Chancen einer regelmäßigen, kompletten warmen Mahlzeit in dieser Kantine sehr eingeschränkt.

Sprechen Sie mit dem Koch

Auf jeden Fall sollte ein ausführliches Gespräch mit dem Koch erfolgen. Wählen Sie dafür einen Termin aus, zu dem auch der Kantinenkoch keinen Zeitdruck hat. Erklären Sie Ihre Lage sachlich und eindeutig. Ein solches Gespräch bringt oft sehr viel. Zum Beispiel hat nach Rücksprache ein Koch den Speiseplan so gekennzeichnet, dass der Betroffene immer wusste, welche Menü-Komponenten für ihn gefahrlos waren. Es ist sehr hilfreich, auch dem Kantinenkoch eine Aufstellung der glutenfreien Lebensmittel zur Verfügung zu stellen – aber bitte immer die aktuelle! Ein weiterer Betroffener gelangte mit dem Koch nicht zu einem zufrieden stellenden Ergebnis. Er nahm darauf

INFO

Von der Wehrpflicht befreit

Junge Männer mit Zöliakie sind von der Wehrpflicht befreit, da die Bundeswehr nicht in der Lage ist, für glutenfreie Ernährung zu sorgen. Ein ärztliches Attest zum Musterungstermin ist ausreichend.

seine Mahlzeiten in einer nahe gelegenen Gaststätte ein und erreichte einen Steuerfreibetrag für diese Sonderausgabe. Genauere Informationen zu diesem Urteil können Sie bei der Geschäftsstelle der DZG erfragen.

Was tun, wenn eine Reise bevorsteht?

Oft sehen Betroffene in der schönsten Zeit des Jahres die meisten Probleme und Gefahren auf sich zukommen. Ich selbst sehe in jeder Urlaubsreise ein kleines Abenteuer, und es reizt mich immer wieder, die Möglichkeiten der glutenfreien Ernährung in anderen Ländern auszutesten. Sicher, eine genaue Planung ist erforderlich und ich kann nur dazu raten, früh damit anzufangen. Habe ich mich für ein Zielgebiet entschieden, sollten die Möglichkeiten der Versorgung abgeklärt werden.

▼ Wenn Sie die glutenfreie Ernährung im Urlaub sorgfältig planen, können Sie die Reise unbeschwert genießen.

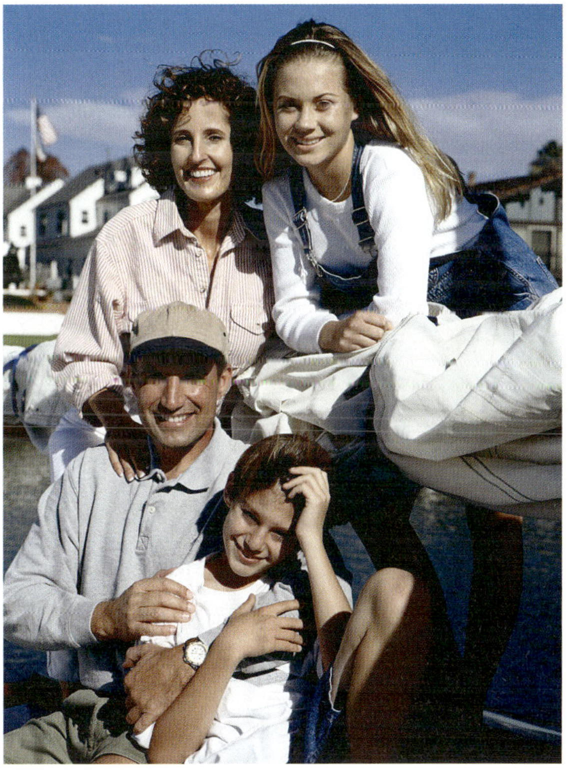

Im Appartement selbst kochen

Ein Ferienappartement mit eigener Kochgelegenheit ist sicher die einfachste und auch die langweiligste Lösung. Überdies ist die Erholung der Hausfrau hier nicht gewährleistet. Wer trotzdem eine Ferienwohnung vorzieht, sollte sich nach Tiefkühlmöglichkeiten für Brot erkundigen – im eigenen Appartement oder bei den Vermietern. Das Brot wird dann bereits zu Haus in Scheiben geschnitten, tiefgefroren und gut verpackt an den Urlaubsort gebracht. Eventuell ist die Ferienwohnung auch mit einem Backofen ausgestattet oder aber Sie bringen einen Brotbackautomaten mit.

Glutenfreie Speisen zuschicken lassen

Denken Sie bitte frühzeitig an die Urlaubsreise, damit eine Bestellung bei den Spezialherstellern in Ruhe bearbeitet und ohne Zeitnot an Sie versandt werden kann. Planen Sie die Urlaubszeit auch in Bezug der Bestellungsbearbeitung mit ein. Manche Hersteller haben Betriebsferien, andere arbeiten während der Urlaubszeit mit halber Besetzung. Liegt Ihr Urlaubsort im Inland, kann die Ware auch direkt an die Ferienadresse geschickt werden. Lieferungen ins Ausland sind oft wegen der langen Lieferzeiten ungünstig. Es ist schon vorgekommen, dass das Paket ankam, als der Betroffene bereits wieder abgereist war. Ersparen Sie sich diesen Ärger und auch die dadurch entstehenden Kosten.

In Unterkünften mit Diätverpflegung finden sich oft weitere Betroffene

Eine weitere Möglichkeit ist die Auswahl einer Unterkunft, die Diätverpflegung bereits mit anbietet. Eine lange Liste von Anschriften kann hier die DZG anbieten. Sicher verfügen auch

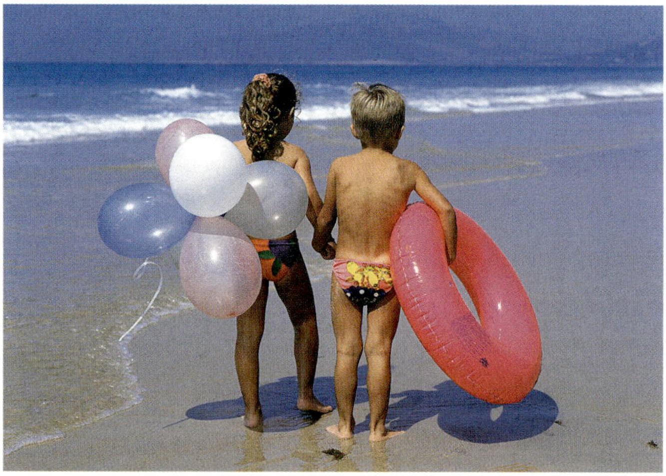

▶ Essen sollte nicht das einzige Vergnügen im Urlaub sein.

die ausländischen Vereine über eine solche Auflistung. Diese sollte jedoch sehr frühzeitig angefordert werden. Bei den angegebenen Adressen handelt es sich nicht selten um Hotels oder Pensionen, deren Inhaber selbst ein Zöliakie-Kind haben oder selbst betroffen sind. Hier ist der Aufenthalt besonders zu empfehlen, die Möglichkeiten zum Erfahrungsaustausch sind in diesen Häusern Gold wert. Manchmal treffen Sie dort auch andere Gäste, die diese Adresse aus dem gleichen Grund gewählt haben. – Viel Spaß beim Klönen!

ACHTUNG

Vorsicht beim Einkauf von verarbeiteten Lebensmitteln

Produkte, die in Deutschland glutenfrei hergestellt werden, müssen im Ausland nicht unbedingt ebenfalls glutenfrei sein. So enthält z. B. Wurst in England und Österreich häufig Weizenmehl. Backpulver ist in England und Österreich fast nie glutenfrei und verschiedene Schokoladen werden in der Schweiz unter Zusatz von Weizenmehl hergestellt. Teilweise unterscheiden sich auch namensgleiche Lebensmittel in der Rezeptur von den in Deutschland erhältlichen. Also gilt auch im Urlaub unser Grundsatz: im Zweifel nie!

Produkte vor Ort erkunden

Ich persönlich erkunde gerne neue Einkaufsquellen und liebe es, Produkte zu entdecken, die ich nicht täglich esse. Wer sich wie ich mit Vorliebe erst am Urlaubsort mit Spezialbrot und anderen Produkten versorgt, sollte vorher nach Einkaufsmöglichkeiten fragen. Sicher kann Ihnen in Deutschland die regionale Kontaktperson wertvolle Tipps geben. Die Anschrift der Kontaktperson erfahren Sie bei der DZG. Für das Ausland gibt es mit etwas Glück auch eine Reihe wertvoller Hinweise, die am besten über die dortige Gesellschaft erfragt werden.

Verzichten Sie nicht auf regionale Spezialitäten

Viele Länder bieten interessante regionale Spezialitäten an, die auch für Menschen mit Zöliakie geeignet sind. Erkundigen Sie sich nach den Verzehrs- und Kochgewohnheiten der entsprechenden Landesbevölkerung. Fragen Sie, wenn Sie nicht ganz sicher sind, ob die Zubereitung auch wirklich ohne Mehl erfolgte. Zur Überwindung der Sprachbarriere bietet die DZG in vielen Sprachen eine Kurzinformation in Scheckkartenformat für den jeweiligen Küchenchef an. Vielleicht übernimmt die Fragerei im Urlaub ja Ihr Partner als besonders nette Geste.

Verhungern muss ein Zöliakie-Betroffener in keinem Land. Es gibt immer Möglichkeiten der Ernährung, auch wenn diese mal von den Gewohnheiten abweichen sollten.

Haben Sie schon einmal Brot »eingekocht«?

Auch ein Campingurlaub ohne Gefriertruhe ist möglich. Es gibt eine große Anzahl haltbarer Dauerprodukte (Waffelbrot, Knusperbrot, glutenfreies Knäcke, Brot in Folie verschweißt und pasteurisiert etc.) die als Notlösung in Betracht kommen. Haben Sie schon einmal selbst Brot eingekocht? Dazu wird der gewohnte Teig in glatte Einkochgläser oder hohe Wurstdosen gefüllt und in diesen ohne Deckel gebacken. Nach dem Backen die Gefäße sehr heiß verschließen. Eine nachträgliche Erhitzung ist meist nicht nötig. Das Brot hält sich mehrere Wochen und schmeckt genauso wie zu Hause.

Denken Sie bei Reisen ins Ausland auch an die Zollbestimmungen.

Auch die Fahrt zum Urlaubsort ist von Bedeutung. Handelt es sich um eine Auslandsreise, beachten Sie bitte die Zoll- und Einfuhrbestimmungen des jeweiligen Landes. Manchmal benötigt man zur Einfuhr spezieller Lebensmittel ein Attest vom Arzt.

TIPP

Bei rechtzeitiger Buchung ist auch die Versorgung während einer Flug- oder Schiffsreise mit glutenfreien Mahlzeiten gesichert. Manchmal sogar mit glutenfreien Spezialprodukten.

Ich hoffe, ich habe Ihnen eine Reihe von Anregungen für die Gestaltung Ihrer nächsten Urlaubsreise gegeben. Bleiben Sie nur nicht aus Unsicherheit zu Hause! Auch kleine Patzer oder Missverständnisse sind nur zum Lernen da und sollten auch von Ihnen nicht überbewertet werden. – Gute Reise!

Was tun, wenn ich ins Krankenhaus muss?

Eigentlich sollte die glutenfreie Ernährung im Krankenhaus kein Problem sein. Es gibt schließlich Fachpersonal (Diätassistenten und Diätköche), die mit Sonderernährung vertraut sein müssen. Trotzdem kommt es gerade bei Aufenthalten im Krankenhaus immer wieder zu Komplikationen. Das liegt an mehreren Dingen: Unter Umständen sind Sie der erste Patient, der in diesem Krankenhaus glutenfrei versorgt werden muss. Das ist besonders in kleinen Häusern keine Seltenheit. Die dort angestellte Diätassistentin muss dann ihr Wissen über die glutenfreie Ernährung aktualisieren. Schließlich ist der Umgang mit dieser Erkrankung für sie nichts Alltägliches.

TIPP

Sprechen Sie schon vorab mit der Diätassistentin

Brot und andere Spezialprodukte müssen erst besorgt oder gebacken werden. Daher mein Tipp: Setzen Sie sich selbst vor einem geplanten Krankenhausaufenthalt mit der dortigen Küche in Verbindung. Die Diätassistentin hat so Gelegenheit, sich in aller Ruhe auf Ihre Ernährung einzustellen und kann vielleicht sogar Ihre Lieblingsbrotsorte besorgen. Bei überraschenden Krankenhausaufenthalten bringen Sie am besten eigenes Brot für die ersten Tage mit – oder lassen sich dies in das Krankenhaus nachliefern.

Nehmen Sie auch hier das Essen »kritisch unter die Lupe«

Achten Sie selbst darauf, ob bei der Essensverteilung kein Fehler unterlaufen ist und fragen Sie im Zweifelsfalle nach. Der Weg von der Küche bis zu Ihrem Bett ist weit und es kann immer auch zu Verwechslungen kommen. Manchmal erreicht man erst am nächsten Tag einen kompetenten Ansprechpartner, da einige Krankenhäuser gar keine eigene Küche mehr haben. Das Essen ist bereits weit gereist, wenn es bei Ihnen am Bett ankommt. Essen Sie bei Unklarheiten nur die Dinge, die Ihnen als sicher glutenfrei bekannt sind. Sollten Sie trotz aller Vorsorge einmal einen Fehler bei der Zubereitung Ihres Essens entdecken, nehmen Sie bitte unmittelbar Kontakt mit der Diätassistentin auf. Durch ein klärendes Gespräch können weitere Fehler oft verhindert werden. Und auch im Klinikbereich wird zurzeit über eine klarere Deklaration der abgegebenen Speisen nachgedacht.

Was tun, wenn eine Glutenbelastung ansteht?

Hier stellt sich zunächst die Frage: Wann ist eine Belastung mit Gluten angezeigt? Bei eindeutig gestellter Diagnose mittels einer Biopsie und unmittelbarem Ansprechen auf die glutenfreie Ernährung ist die Wiedereinführung von Gluten nicht erforderlich. Mehrere Biopsien zur Bestätigung der Diagnose sind dann auch nicht notwendig.

Wann ist eine Glutenbelastung erforderlich?

Eine Glutenbelastung steht dann an, wenn die Diagnose von Anfang an nicht korrekt gestellt wurde, eine Diät auf Probe eingehalten wurde oder bei eigenen Zweifeln an der Richtigkeit der Diagnose. Eine vorübergehende Glutenunverträglichkeit tritt meist nur bei Kindern unter zwei Jahren auf. Bei Jugendlichen, die auf Diätfehler nicht typisch reagieren, kommt es häufig zu der Frage, ob die Zöliakie nicht doch ausgeheilt sei.

Wie wird sie durchgeführt?

Vor der Durchführung einer Glutenbelastung wird erst einmal ein Antikörper-Test durchgeführt. Dann ist eine Biopsie erforderlich. Die Dünndarmschleimhaut sollte nach längerer Zeit der glutenfreien Ernährung optisch und auch funktionell ohne Schäden sein. Daraufhin wird die Belastung über mehrere Wochen unter ärztlicher Kontrolle durchführt. Es gibt verschiedene Möglichkeiten der Glutenzufuhr: entweder ein Umsteigen auf Normalkost oder die Einnahme abgewogener Glutenmengen. Gluten gibt es als Pulver unter dem Namen Glidine oder »Gluten pur« zu kaufen. Das Produkt ist relativ geschmacklos und kann unter Speisen und Getränke gemischt werden. Es erfolgt eine Andickung der Speisen. Auch

Gluten in Kapselform ist erhältlich. Besonders Kindern fällt es schwer, die relativ großen Kapseln in ausreichender Menge zu schlucken.

Bei 90 % der Patienten bestätigt sich die Diagnose Zöliakie

Wenn Symptome eintreten oder aber spätestens nach zwei Jahren ohne Eintreten von Symptomen sollte eine Biopsie zur Kontrolle der Darmschleimhaut erfolgen. Meist sind dann die Unklarheiten beseitigt. Bei 90 % aller Patienten bestätigt sich die Diagnose Zöliakie und die Diät ist dann lebenslang einzuhalten. Wenige Patienten reagieren gar nicht oder sehr langsam auf das Gluten. Aus Gründen der eigenen Sicherheit sind weitere Kontrollen in regelmäßigen Abständen sinnvoll. Als Kontrollmethode dient die Antikörperbestimmung und, falls diese positiv ausfällt, nochmals eine Biopsie.

TIPP

Auf welche Art die Belastung durchgeführt werden soll, klären Sie am besten mit Ihrem Arzt ab. Bei der Methode »Normalkost« ist es wichtig, auf eine ausreichende Menge von glutenhaltigem Brot und anderen Lebensmitteln zu achten. Auch sollte bei Kindern überlegt werden, ob sich diese nicht zu sehr an den »echten« Brotgeschmack gewöhnen. Wenn dann eine erneute dauerhafte Umstellung auf glutenfreies Essen erforderlich ist, verweigern die Kinder manchmal die Spezial-Produkte.

Ein andauernder Schaden wird durch die einmalige Glutenbelastung nicht verursacht, auch wenn diese mehrere Wochen oder Monate dauert. Der Vorteil der Belastung ist, dass nach eindeutiger Klärung der Diagnose die Diät wieder mit neuer Überzeugung eingehalten werden kann.

Zöliakie und Kinderwunsch

Seit die Zöliakie nicht mehr als reine Kinderkrankheit angesehen wird, gibt es auch immer mehr Betroffene im so genannten gebärfähigen Alter. So werden immer häufiger Fragen nach Risiken für eine Schwangerschaft durch die Zöliakie gestellt. Es gibt nur sehr wenig wissenschaftliche Arbeiten, die sich mit dieser Thematik auseinandergesetzt haben. Folgende Erkenntnisse gelten jedoch als sicher:

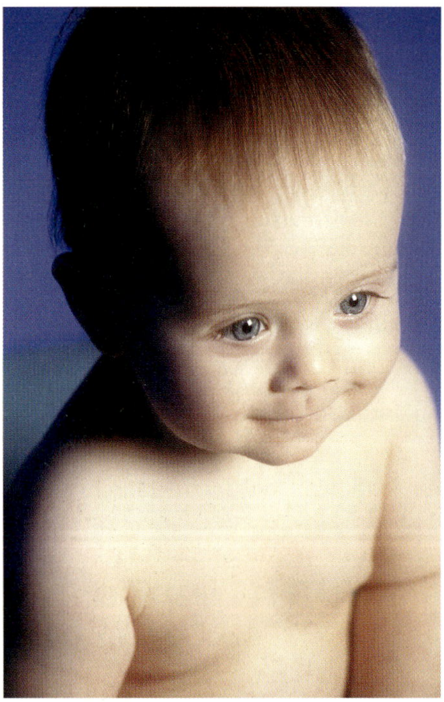

▲ Eine Zöliakie ist kein Grund, auf Kinder zu verzichten.

Eingeschränkte Zeit der Fruchtbarkeit. Die Zeit der Fruchtbarkeit ist bei Frauen mit unbehandelter Zöliakie um mehrere Jahre eingeschränkt (späteres Einsetzen der Periode, verfrühtes Einsetzen der Wechseljahre). Für Betroffene mit durchgehender strikter glutenfreier Ernährung gilt diese Einschränkung nicht.

Verminderte Fruchtbarkeit. Frauen mit Zöliakie, die Normalkost essen, werden seltener schwanger als solche unter glutenfreier Diät. Gründe dafür können Mangel an Vitaminen und Spurenelementen sein, jedoch auch Veränderungen im Immunsystem oder im Hormonhaushalt.

Erhöhte Fehlgeburtenrate. Die Schwangerschaft selbst wird ebenfalls durch strikte Einhaltung der glutenfreien Ernährung positiv beeinflusst. Zöliakie-Betroffene, die sich nicht an die Diät hielten, erlitten im Vergleich eindeutig mehr Fehlgeburten.

Halten Sie Ihre glutenfreie Diät streng ein

Über Schwierigkeiten durch eine Zöliakie beim Mann konnte ich keine Berichte finden. Diese Erkenntnisse machen sehr deutlich, wie sich die Betroffene mit Kinderwunsch vor und während einer Schwangerschaft zu verhalten hat. Wenn ein Baby unterwegs ist, ist dies eine Höchstleistung des Körpers der Mutter. Dieser sollte daher auch in Höchstform sein. Dazu sollte die glutenfreie Ernährung sehr genau überprüft werden. Auch Situationen, die Gefahr von verstecktem Gluten bieten, dürfen nicht nachlässig eingeschätzt werden.

Lassen Sie sich gründlich untersuchen

Wenn Sie eine Schwangerschaft planen, lassen Sie sich durch einen medizinischen Check-up von Ihrem Arzt bestätigen, dass Ihr Körper keine Mangelerscheinungen aufweist. Während der Schwangerschaft ist die erhöhte Aufnahme bestimmter Vitamine besonders wichtig. Teilweise ist der hohe Bedarf leichter durch vom Arzt verordnete Vitaminpräparate zu decken (z. B. Bedarf an Folsäure). Auf eigene Faust sollten Sie jedoch gar nichts schlucken, auch Vitamine können über dosiert werden und das hat dann im schlimmsten Fall negative Aus wirkungen auf Sie oder das Baby.

Falls eine Schwangerschaft dann doch mit einer Fehlgeburt endet, muss das nicht unbedingt im Zusammenhang mit der Zöliakie zu sehen sein. Insbesondere wenn die glutenfreie Ernährung wirklich konsequent eingehalten wurde, dürfen Sie sich keine Schuld geben. Ich selbst habe vor der Ge-

▼ Die Gefahr, dass Sie Ihre Zöliakie an Ihr Kind vererben, ist nur relativ gering.

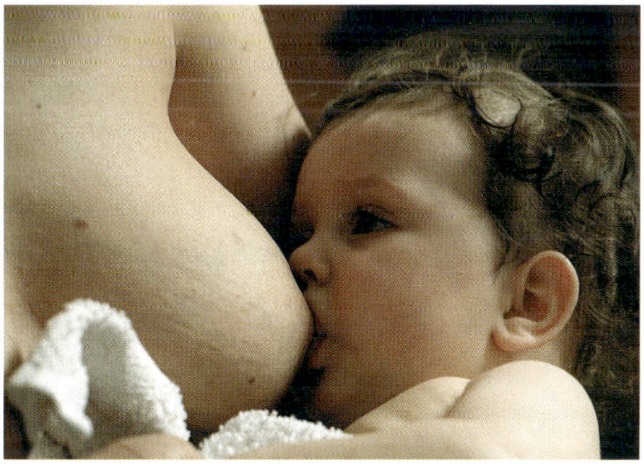

burt meiner ersten Tochter drei Fehlgeburten gehabt sowie eine weitere nach meinem zweiten Kind. Ich denke nicht, dass die Zöliakie eine Ursache dafür war. Sehr häufig schützt sich der Körper vor dem Austragen einer Frucht, die nicht richtig angelegt ist, so dass sich das Kind nicht gesund entwickeln könnte.

»Hat mein Baby meine Zöliakie geerbt?«

Ist das Baby dann endlich da, steht die Frage im Vordergrund: »Hat es vielleicht meine Zöliakie geerbt?« Natürlich gibt es ein gewisses Risiko, wenn dieses auch mit ca. 10–15 % für Verwandte ersten Grades relativ gering ist. Doch hat es keinen Sinn, sich damit bereits in den ersten Lebensmonaten des Kindes zu belasten. Entsprechende Untersuchungen können ohnehin erst dann durchgeführt werden, wenn das Kind glutenhaltige Nahrungsmittel (Grießbrei, Brot, Kekse etc.) isst. In der Säuglingsernährung haben diese Dinge erst in der zweiten Hälfte des ersten Lebensjahres einen Platz.

ACHTUNG

Langes Stillen ist kein Schutz

Durch extralanges Stillen wird die Zöliakie nicht verhindert, falls eine genetische Anlage dazu mit vererbt wurde. Lediglich die Krankheitszeichen treten dann später auf, sind eventuell undeutlicher und die Diagnosestellung wird unnötig verzögert.

Sollten dann Symptome auftreten, die auf eine Zöliakie hinweisen, ist eine Biopsie sicher angezeigt. Bleibt das Kind ohne Symptome und entwickelt sich weiterhin altersgemäß, besteht kein Anlass für eine solche Untersuchung. Allenfalls aus Interesse könnte ein Antikörpertest durchgeführt werden (siehe auch Kapitel »Diagnose«).

Meist ist das Kind nicht betroffen und darf glutenhaltig essen. Dann kann es eventuell für Sie Probleme geben, wenn Sie glutenhaltige Breie vorkosten wollen u. ä. Suchen Sie hier die praktische Unterstützung Ihres Partners und bleiben Sie auch bei solchen Versuchungen konsequent in der Einhaltung Ihrer eigenen glutenfreien Ernährung. Und wenn das Kind dann tatsächlich doch auch betroffen sein sollte, haben Sie einen Verbündeten im Alltag mit der glutenfreien Ernährung und die Chance, Ihrem Kind den Umgang mit der Zöliakie sehr zu erleichtern.

Infos zu finanziellen und rechtlichen Fragen

Wird die glutenfreie Ernährung korrekt durchgeführt und auch der üblichen Ernährung weitgehend angeglichen, sind Mehrkosten gegenüber einer normalen Mischkost zu erwarten. Der höhere Kostenaufwand ist natürlich abhängig davon, inwieweit Sie in die glutenfreie Ernährung Spezialprodukte einbauen. Eine besondere Stellung nimmt glutenfreies Brot ein. Brot gilt im mitteleuropäischen Raum als Grundnahrungsmittel und ist hier in einer gesunden Mischkost kaum wegzudenken. Eine große Bedeutung unter den Spezialprodukten haben außerdem die glutenfreien Mehlmischungen. Sie dienen zur Eigenherstellung glutenfreien Brotes und anderer Gebäcke. Der Einsatz anderer glutenfreier Spezialprodukte ist an und für sich nicht notwendig und somit ein »Schnörkel« der glutenfreien Ernährung. Trotzdem ist es besonders bei der Ernährung von Kindern so gut wie ausgeschlossen, auf Kekse und Kuchen ganz zu verzichten.

Gibt es Unterstützung für Ihre Mehrkosten?

Glutenfreie Produkte sind im Vergleich zu herkömmlichen Brot- und Mehlsorten um ein Vielfaches teurer. Essen Sie viel davon, kann das Ihren Geldbeutel erheblich belasten.

Der Deutschen Zöliakie-Gesellschaft (DZG) liegen Mehrkosten-Erhebungen vor. Der durchschnittliche Aufwand für spezielle Diätprodukte beträgt nach der aktuellsten Vergleichsstudie in Familien mit einem Betroffenen etwa 60 € pro Monat. Dieser Betrag steht jedoch nicht für die vollen Mehrkosten. Durch den Mehraufwand bei Herstellung und Beschaffung von Diätprodukten und die gezielte Auswahl von Frisch- oder Markenprodukten beim Einkauf und bei der Außer-Haus-Verpflegung steigt der Betrag auf ca. die doppelte Höhe an.

INFO

Die Krankenkasse übernimmt keine Diätkosten

Zurzeit gilt der Grundsatz: Diätnahrungsmittel sind keine Medikamente. Die Kosten für Lebensmittel dürfen von der Kasse nicht getragen werden. Ein Musterprozess wurde mit Unterstützung der DZG gegen eine Krankenkasse geführt und führte zu dem gleichen Ergebnis. Eine Änderung der Sachlage zugunsten Diätbedürftiger ist bei der momentanen finanziellen Situation unseres Gesundheitswesens nicht wahrscheinlich.

Es stellt sich die Frage: Gibt es eine Möglichkeit zum Ausgleich anfallender Mehrkosten?

Werden die Mehrkosten steuerlich anerkannt?

Die Möglichkeit der Abrechnung eines Diätkostenzuschusses beim Lohnsteuer- oder Einkommenssteuer-Jahresausgleich besteht seit einigen Jahren nicht mehr. Eine Abrechnung über die Rubrik »Besondere Belastungen« kann auch nicht stattfinden, weil die Mehrkosten der Diät hier die zumutbare Belastung nicht übersteigen und Mehrkosten der täglichen Ernährung, die durch Einhalten der glutenfreien Diät entstehen, als Privatsache gelten. Eine entsprechende Klage gegen diese Einschätzung vor dem Bundesverfassungsgericht wurde Mitte 2005 ohne Angabe von Gründen abgewiesen. Da ein weiteres Verfahren auf steuerliche Anerkennung der Mehrkosten für die glutenfreie Ernährung noch nicht abgeschlossen ist, empfiehlt die DZG gegen aktuelle

INFO

Sozial schwach gestellte Personen erhalten einen Zuschuss

Eine Anrechung der Mehrkosten durch die Zöliakie erfolgt in jedem Falle bei sozial schwach gestellten Personen, die Sozialhilfe beziehen. Die Erkrankung ist dem Sozialamt bekannt zu machen und mit einer ärztlichen Bescheinigung zu belegen. Empfänger des ALG II oder von Sozialgeld erhalten bei nachgewiesener Zöliakie einen Zuschuss zur Regelleistung. Zurzeit wird ein Mehrbedarf von 66,47 € pro Monat anerkannt.

Steuerbescheide Einspruch zu erheben. Eine Brief-Vorlage ist über die Geschäftsstelle der DZG erhältlich.

Beantragung eines Behinderten-Ausweises

Um doch noch zu einer Abrechnungsmöglichkeit zu gelangen, ist es erforderlich, einen Behinderten-Ausweis zu beantragen. Erreicht der »Grad der Behinderung« (GdB) nach Auffassung des Versorgungsamtes mindestens 50% oder wird eine »äußerlich erkennbare dauernde Einbuße der körperlichen Beweglichkeit« anerkannt, besteht die Möglichkeit der Abrechnung eines Steuer-Freibetrages. Die Zöliakie oder Sprue alleine ist nicht ausreichend, diese Kriterien zu erfüllen. Es müssen also noch andere Behinderungen (des Gehvermögens oder Sehbehinderungen) vorliegen, zu denen die Zöliakie dann hinzukommt und mit denen letztlich eine Schwerbehinderung, also ein Behinderungsgrad von 50%, erreicht wird.

Zöliakie eine Behinderung?

Das werden sich vor allem diejenigen Betroffenen fragen, die ihre Zöliakie akzeptiert haben. Ich selbst fühle mich nicht behindert und schon gar nicht schwerbehindert. Die zurzeit bestehende Möglichkeit, Kosten nur über diesen Weg abrechnen zu können, empfinde ich als eine ungenügende Lösung. Ist die Schwerbehinderung erst einmal anerkannt, kann der Ausweis im Berufsleben auch zu unliebsamen Überraschungen führen. Zum Beispiel bei der Suche nach einer neuen Arbeitsstelle. Wird im Personalfragebogen nach einer vorliegenden Schwerbehinderung gefragt, darf diese nicht verschwiegen werden.

Wollen Sie auf die Möglichkeit der Abrechnung von Mehrkosten durch die Anerkennung einer Behinderung zurückgreifen, ist der Antrag bei Ihrem Versorgungsamt zu stellen.

INFO

Kennzeichen »H«

Sinnvoll ist der Antrag auf einen Behinderten-Ausweis eventuell bei betroffenen Kindern. Denn dort besteht bei Anerkennung der Behinderung auch die Möglichkeit, das Sonderkennzeichen »H« für Hilflosigkeit zu beantragen. Die Hilflosigkeit kann damit begründet werden, dass das Kind nicht in der Lage ist, selbst zu entscheiden, welche Nahrungsmittel schädlich sind. Das Kennzeichen »H« muss regelmäßig neu beantragt werden. Die Anerkennung der Hilfsbedürftigkeit macht einen weiteren Pauschalbetrag abrechnungsfähig. Bei der späteren Suche nach einem Ausbildungsplatz kann das Kennzeichen »H« jedoch ein Manko sein.

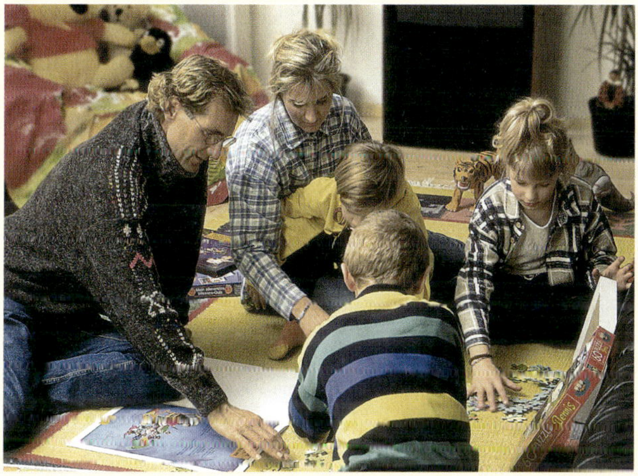

Sie sollten auf jeden Fall Ihren Arzt informieren, da dieser eingehend zu Ihrem Gesundheitszustand befragt wird. Fällt der Bescheid nach Ihrer Meinung zu Unrecht zu niedrig oder negativ aus, besteht die Möglichkeit eines Einspruches. Gerichtskosten bei einem Sozialverfahren entstehen dem Kläger nicht. Lediglich die Kosten für den Anwalt sind zu übernehmen, falls ein solcher in Anspruch genommen wird und der Kläger den Prozess verliert.

Was Ihnen die Deutsche Zöliakie-Gesellschaft (DZG) bietet

Mit der Zöliakie leben, ist manchmal leichter gesagt als getan. Vor allem, wenn man glaubt, der Einzige zu sein mit dieser noch unbekannten Erkrankung. Dieser Meinung waren auch zwei Elternpaare mit je einem zöliakiekranken Kind vor mehr als 30 Jahren. Sie hatten die Idee einer Selbsthilfe-Vereinigung und sie ließen es nicht bei der Idee:

Am 29. Oktober 1974 wurde in Stuttgart die Deutsche Zöliakie-Gesellschaft e.V. (DZG) gegründet. Der Verein hat das Ziel, Zöliakie- und Sprue-Betroffenen zu helfen. Laut Satzung umfasst diese Hilfe:

- Vertretung der Anliegen der Betroffenen in der Öffentlichkeit.
- Erfahrungsaustausch der Mitglieder untereinander.
- Herausgabe einer Rezeptsammlung glutenfreier Backwaren und Gerichte.
- Herausgabe einer Aufstellung glutenfreier Lebensmittel und Arzneimittel.
- Gewinnung von Vertragsfirmen für Produktion oder Vertrieb von glutenfreien Lebensmitteln.
- Information der Ärzteschaft.
- Anregung und Unterstützung von Wissenschaft und Forschung.

Sie erhalten umfangreiches Infomaterial

Zur Erfüllung ihrer Zielsetzung gibt die DZG auch eine Reihe von Informationsschriften heraus, z. B.:

DZG medizin

Die DZG medizin mit den Abschnitten »Die Zöliakie« von Prof. H. K. Harms und »Sprue – Zöliakie des Erwachsenen« von Prof. W. F. Caspary ist eine gut verständliche, zusammenfassende Beschreibung des Krankheitsbildes Zöliakie aus der Sicht des Arztes.

Aufstellungen glutenfreier Lebensmittel und Arzneimittel

Diese Aufstellungen sind Positiv-Listen von Lebensmitteln, die nach Rücksprache mit der Lebensmittel-Industrie aufgrund ihrer Zusammensetzung glutenfrei sind. Hier finden sich ganz normale Fertigprodukte neben speziell glutenfreien diätetischen Produkten. Mehrere hundert Lebensmittel-Betriebe geben jedes Jahr neue Auskunft und nennen die Produkte, die glutenfrei sind, mit ihrem Verkaufsnamen. Damit werden Verwechslungen mit ähnlichen Produkten ausgeschlossen.

Die Gefahr unbewusster Diätfehler wird durch die Broschüre erheblich verringert.

Die Aufstellung glutenfreier Lebensmittel umfasst mittlerweile drei Teile mit der Unterteilung herkömmlicher Lebensmittel, regionaler Metzgereien und Bäckereien, speziell hergestellter glutenfreier Lebensmittel sowie Nahrungs-Ergänzungsmittel, Körperpflege- und Zahnpflegeprodukten und Arzneien. Die Listen sind alphabetisch nach Firmennamen geordnet. So kann das gesuchte Produkt leicht gefunden werden, falls es glutenfrei ist. Die Aufstellung informiert über die Zusammensetzung der glutenfreien Mehlmischungen, die zurzeit in Deutschland erhältlich sind. Sie enthält weiterhin Tageskostpläne, um zu zeigen, wie abwechslungsreich glutenfreie Ernährung sein kann. Gesondert gekennzeichnet sind milchzuckerfreie Produkte, sowie Lebensmittel, die unter Verwendung von Weizenstärke hergestellt wurden. Lesenswert ist auch der sehr detaillierte Vorspann, der auf die aktuelle Kennzeichnung der Produkte und Stolpersteine in der glutenfreien Ernährung nochmals eindringlich und verständlich hinweist.

INFO

Der Kur- und Ferienführer hilft Ihnen bei der Urlaubsplanung

Hier wurden Anschriften von Ferienhotels, Gasthäusern, Pensionen, Jugendherbergen und Sanatorien gesammelt. In den aufgeführten Häusern ist die glutenfreie Ernährung bekannt. Teilweise werden glutenfreie Backwaren zu den Mahlzeiten angeboten. Für Reisen ins Ausland wurde ein kurzer Erläuterungstext in viele Sprachen übersetzt. Bezugsquellen-Nachweise für glutenfreie Produkte im Ausland sind angegeben. Weiterhin sind die Anschriften der ausländischen Zöliakie-Gruppen aufgeführt. Für den Reiseweg sind Fluggesellschaften und Schiffsbetriebe aufgelistet, die eine glutenfreie Kost ermöglichen.

In der Rezeptsammlung finden Sie viele Koch- und Backideen

Seit Gründung der DZG wurden von den Mitgliedern erprobte Rezepte, insbesondere Backrezepte zusammengetragen. 1986 erschien diese Rezeptsammlung erstmals in Loseblattform zum Abheften in ein handliches Ringbuch. Dazu wurden die gesammelten Rezepturen nochmals ausgetestet und in eine einheitliche Form gebracht. Die Rezepte sind mit genauen Arbeitsanweisungen versehen, so das auch Back-Ungeübte gute Ergebnisse erhalten. Die Rezeptsammlung wurde 1991 erneut überarbeitet und erweitert.

TIPP

Die bisher aufgeführten Schriften der DZG sind zu einem Handbuch zusammengefasst. Das Zöliakie-Handbuch wird jedem Mitglied zur Verfügung gestellt und regelmäßig ergänzt.

DZG-Aktuell – die Mitgliederzeitung

Eine wichtige Ergänzung ist auch die Mitgliederzeitschrift DZG-Aktuell, die vierteljährlich erscheint. Mitglieder erhalten die DZG-Aktuell automatisch. Sie informiert über das Vereinsgeschehen, berichtet über Tagungen und öffentliche Veranstaltungen mit dem Thema Zöliakie. Die Zeitschrift enthält

Beiträge von Ernährungsfachleuten und Ärzten. Mitglieder der wissenschaftlichen Beiräte antworten auf Fragen. Der aktuelle Rechtsstand der Zöliakie-Betroffenen wird abgeklärt, entsprechende Entscheidungen und Urteile abgedruckt. Regionale Kontaktgruppen berichten über Treffen, Backkurse und andere regionale Gruppenaktionen. Außerdem werden Änderungen und Ergänzungen zu den bereits beschriebenen Aufstellungen bekannt gegeben. Es gibt neue Rezepte, eine Kinderseite etc.

Auch Ärzte, Diätassistenten und Krankenhäuser können die im Handbuch enthaltenen Informationsschriften beziehen. Dazu kann das gesamte Handbuch mit Ergänzungen zum Selbstkostenpreis per Abonnement bezogen werden. Eine weitere Möglichkeit besteht im Bezug einzelner Bestandteile des Handbuches. Ergänzungen und Änderungen sind hier jedoch ausgenommen.

Weitere Drucksachen sind bei der DZG zu erfragen.

Wie funktioniert die DZG?

Die meiste Arbeit in der DZG wird ehrenamtlich geleistet.

Ein sehr wichtiger Bestandteil der DZG zur Betreuung der Mitglieder sind die zahlreichen regionalen Gesprächsgruppen. Jedes Mitglied ist einer solchen Gruppe zugeteilt. Die Gruppen werden von ehrenamtlich tätigen Kontaktpersonen betreut. Die Mitglieder können anhand von Adresslisten untereinander Kontakt aufnehmen. Die Kontaktpersonen sind meist selbst Betroffene oder haben ein Familienmitglied mit Zöliakie. Sie sind oft der erste persönliche Ansprechpartner in der schlimmen Zeit nach der Diagnosestellung. Die meisten Kontaktpersonen sind gerne bereit, Auskunft und Rat zu geben, sei es persönlich oder auch telefonisch.

Darüber hinaus organisieren viele Kontaktpersonen Treffen der Regionalgruppen, Backkurse, Weihnachts- und Grillfeste etc. Mit viel Engagement sind sie immer wieder bereit, die Zöliakie bekannter zu machen, den Umgang mit der Krankheit zu erleichtern.

Geschäftsstelle. Die Zentrale der DZG ist die Geschäftsstelle. Sie besteht aus mehreren Büroräumen. Hier arbeitet die Geschäftsstellen-Leiterin mit einigen fleißigen Helferinnen. Zu den Aufgaben der Geschäftsstelle gehört nicht zuletzt der Versand von Informationen, das Erstellen der aktuellen Aufstellungen glutenfreier Produkte, die Korrespondenz mit den Firmen, die Organisation verschiedenartiger Veranstaltungen etc. Anfragen jeglicher Art werden dort bearbeitet, beantwortet oder an die zuständige Adresse weitergeleitet. Die Angestellten der Geschäftsstelle sind die einzigen Personen, die ein Gehalt bei der DZG beziehen. Jedoch wäre der Verein ohne eine solche Schaltzentrale nicht mehr denkbar.

INFO

Die Gesprächsgruppen sind die Basis

Gut funktionierende Gesprächsgruppen sind die pulsierenden Zellen der DZG. Ohne diese Gruppen wäre der Verein weitaus weniger lebendig und real. Die Kontaktpersonen werden von der Geschäftsstelle aus mit aktuellen Informationen versorgt. Es finden auch mehrtägige Schulungen für die Kontaktpersonen statt.

Vorstand. Der Vorstand der DZG besteht aus drei ehrenamtlich tätigen Personen. Er führt die laufenden Geschäfte der Gesellschaft und trifft wichtige Einzelentscheidungen. Dem Vorstand untersteht die Geschäftsstelle. Die aktiven Vorstände opfern für die Sache der Zöliakie-Betroffenen eine Reihe freier Wochenenden und sicher viele Freizeitstunden.

▼ Der Jugendbeirat spricht speziell jugendliche Betroffene an.

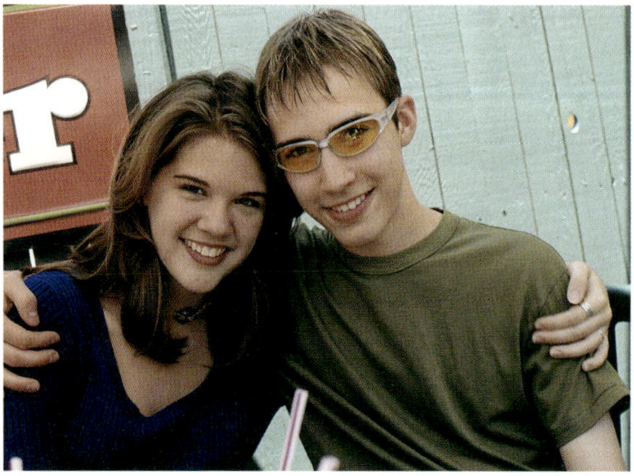

Ausschuss. Der Mitgliederausschuss ist als »erweiterter Vorstand« anzusehen. Er besteht aus fünf Personen. Der Mitgliederausschuss erarbeitet mit dem Vorstand gemeinsam die Rahmenrichtlinien für die Vereinsarbeit und genehmigt die Finanzplanung und die Jahresabrechnung für jedes Geschäftsjahr. Er ist an wichtigen Personalangelegenheiten beteiligt.

Beiräte. Relativ neu unter den Mitgliedergruppierungen sind der Jugendbeirat sowie ein Seniorenbeirat. Es ist sinnvoll, dass sich Zöliakie-Betroffene bestimmter Altersgruppen speziell zu Ihrer Alltagssituation Gedanken machen und entsprechend aktiv werden.

Weiterhin verfügt die DZG über einen medizinischen und einen wissenschaftlichen Beirat. Diese können vom Vorstand zu dessen fachlicher Beratung einberufen werden. Spezielle Fragen der Mitglieder werden auch an die Beiräte weitergeleitet und von diesen beantwortet. Der medizinische Beirat besteht aus Ärzten, die sich auf Fragen der Zöliakie oder der Sprue spezialisiert haben.

Mit Hilfe der Beiräte ist die DZG als Laienorganisation immer auf einem aktuellen wissenschaftlichen Stand.

Der wissenschaftliche Beirat ist insbesondere für Lebensmittel-Fragen, Analytik und ernährungswissenschaftliche Auskünfte zuständig.

Mitmachen lohnt sich

Der wichtigste Teil einer jeden Selbsthilfegruppe sind jedoch die einzelnen Mitglieder. Selbsthilfevereine werden gegründet unter dem Motto »gemeinsam sind wir stärker«. Was immer in einem Verein geschieht, ist letztlich abhängig von der Aktivität des Einzelnen. Helfen Sie sich selbst und den anderen Betroffenen nicht nur dadurch, dass Sie die Mitgliederzahlen der DZG erhöhen. Werden Sie selbst aktiv!

Jede Mitarbeit zählt, und sei es nur ein winziger Beitrag für die DZG-Aktuell oder eine Hilfestellung für Ihre Kontaktperson bei der Organisation der nächsten Veranstaltung. Kennen Sie gute Rezepte? Wissen Sie eine neue Ferienanschrift? Dann werden Sie schnell aktiv und teilen Sie dies der Geschäftsstelle mit. Denn Selbsthilfe kommt von »selbst helfen«.

Deutsche Zöliakie-Gesellschaft e. V.
Filderhauptstr. 61
70599 Stuttgart
Tel.: 0711/459 98 10
Fax: 0711/45 99 81 50
E-Mail: info@dzg-online.de
www.dzg-online.de

Weitere Selbsthilfegruppen

Auch andere Gruppen, außer der DZG geben wertvolle Hilfen. Vor allem dann, wenn weitere Begleiterkrankungen vorliegen oder sich die Diagnose Zöliakie letztlich nicht bestätigt. Daher finden Sie hier eine Auswahl an Anschriften:

Deutscher Allergie- und
Asthmabund e. V. (DAAB)
Fliethstr. 114
41061 Mönchengladbach
Tel.: 0 21 61/18 49 40
www.daab.de

Arbeitsgemeinschaft
Allergiekrankes Kind
Postfach 1141
35721 Herborn
Tel.: 0 27 72/9 28 70
www.aak.de

Mukoviszidose e. V. –
Bundesverband Selbsthilfe
bei Cystischer Fibrose (CF)
In den Dauen 6
53117 Bonn
Tel.: 02 28/98 78 00
www.muko.de

Deutsche Morbus
Crohn/Colitis ulcerosa
Vereinigung e. V.
Paracelsusstr. 15
51375 Leverkusen
Tel.: 02 14/87 60 80
www.dccv.de

Deutscher Diabetiker
Bund e. V.
Goethestr. 27
34119 Kassel
Tel.: 05 61/7 03 47 70
www.diabetikerbund.de

Deutscher Neurodermitis
Bund e. V.
Spaldingstr. 210
22097 Hamburg
Tel.: 040/23 07 44
www.dnb-ev.de

Informationen über ortsansässige Selbsthilfe-Regionalgruppen finden Sie im Telefonbuch unter den Stichworten KISS (Kontakt- und Informationsstelle Selbsthilfe) oder unter Gesundheits ... (-treff, -zentrum etc.). Oft hilft auch die Stadtverwaltung oder Ihre Krankenkasse, entsprechende Stellen ausfindig zu machen.

Bücher zum Weiterlesen

Ratgeber

Thilo Schleip: **Laktose-Intoleranz.** Wenn Milchzucker krank macht. TRIAS Verlag Stuttgart, 2005

Thilo Schleip: **Fructose-Intoleranz.** Wenn Fruchtzucker krank macht. TRIAS Verlag Stuttgart, 2005

Bettina Pabel: **Natürlich glutenfrei.** Alltagsratgeber bei Zöliakie und Sprue. Pala Verlag Darmstadt, 2005

Rezeptbücher zum glutenfreien Backen und Kochen

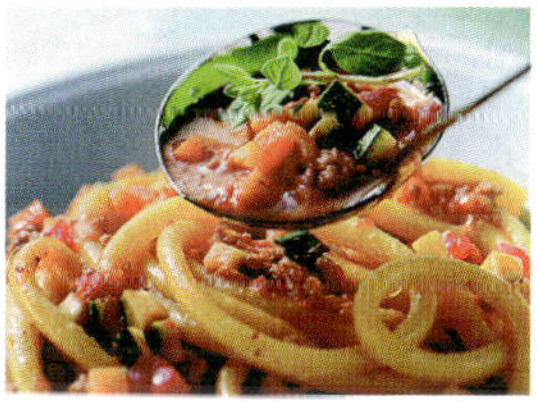

Andrea Hiller: **Köstlich essen bei Zöliakie.** TRIAS Verlag Stuttgart, 2005

Andrea Hiller: **Backschule – glutenfrei.** Hammermühle. Online zu bestellen über: www.hammermuehle-shop.de

Trudel Marquardt, Britta-Marei Lanzenberger: **Glutenfrei genießen.** Lecker kochen und backen bei Zöliakie. Gräfe & Unzer, 2005

Carine Buhmann: **Glutenfrei kochen und backen.** AT-Verlag, 2004

Hersteller glutenfreier Lebensmittel

Die unten stehende Liste führt einige Hersteller glutenfreier Lebensmittel auf. Sie erhebt keinen Anspruch auf Vollständigkeit. Mittlerweile gibt es neben den eigentlichen Herstellern auch zahlreiche Vertreiber glutenfreier Sortimente. Sie stoßen in beinahe jeder Warenhauskette auf glutenfreie Produkte und die Möglichkeiten, über das Internet zu bestellen sind unüberschaubar zahlreich. Geben Sie in Ihre Suche lediglich das Wort »glutenfrei« ein – dann haben Sie die Wahl.

Die meisten Hersteller bieten die Möglichkeit genaueste Produktinformationen über das Internet zu erhalten und haben meistens auch einen direkten Internet-Bestell-Service.

Hersteller-Anschrift	Sortiment	Bezugsart
Dittmann Karlstr. 31 72764 Reutlingen Tel.: 07121/420136 E-Mail: szglutenfrei@web.de	Mehlmischungen, Reisgrieß und -flocken, Brote, Gebäcke	Direktverkauf, Versand
Drei Pauly s. Haus Rabenhorst		Neuform-Reformhäuser
DS Food GmbH Winkelau 9 A-39014 Burgstall/Postal E-Mail: info@ds4you.com	Gebäcke, Teigwaren, Mehlmischung, TK-Produkte – auch Hamburger-Brötchen und Fertig-Lasagne	Diverse Supermärkte
GUTENA-Nahrungsmittel GmbH Über dem Dieterstedter Bache 10 99510 Apolda Tel.: 03644/562088 www.gutena.de	Mehlmischungen Dauerbrot	Versand

Fortsetzung Tabelle

Hersteller-Anschrift	Sortiment	Bezugsart
Hammermühle Diät GmbH Postfach 1164 67485 Maikammer Tel.: 06321/95890 www.hammermuehle.de	Mehlmischungen, Backzutaten, Frisch- und Dauerbrote, Brötchen, Kuchen, Gebäcke, Teigwaren, Müsli und Cornflakes auch Aproten-, BiAglut- und Valpi-Produkte	Versand und Direktverkauf auch über den Einzelhandel, z. B. TEGUT, VITALIA, div. Reformhäuser
Haus Rabenhorst Scheurener Str. 53572 Unkel Tel.: 02224/180524 www.3pauly.de	Drei Pauly und Sibylle-Diät-Produkte: haltbares Brot, Brötchen, Mehlmischungen, TEFF-Mehl, Teigwaren, Gebäck, Cornflakes	Neuform-Reformhäuser
Lifestyle Healthcare Postfach 1002 22784 Hamburg Tel.: 040/35714075	Frischbrot, Brötchen, Blätterteig-Backwaren süß und pikant, Kuchen, Mehlmischung	Vertrieb über Querfood glutenfrei Otto Hahnstr. 11 e 85521 Hohenbrunn-Riemerling www.querfood.de
LMS Glutano GmbH Leidenhofener Str. 37 35085 Ebsdorfergrund Tel.: 06424/929720 www.glutano.de	Mehlmischungen, Dauerbrote, Kuchen, Gebäcke, Eiswaffeln, Teigwaren, Müsli und Cornflakes	Versand
MetaX Institut für Diätetik Dieselstr. 23 61191 Rosbach Tel.: 06003/919090 www.metax.org	Semper-Produkte: Mehlmischungen, Dauerbrot, Gebäcke, Teigwaren	Versand
Minderleinsmühle Mühle Hubmann 91077 Neunkirchen Tel.: 09126/29610 www.hubmann-glutenfrei.de	Mehlmischungen, Frisch- und Dauerbrote, Kuchen, Gebäck, Müsli, Backzutaten, Nudeln, Trockenfrüchte	Versand und Direktverkauf Neuform-Reformhäuser Naturkostläden mit der Eigenmarke »Rosengarten«

Fortsetzung Tabelle

Hersteller-Anschrift	Sortiment	Bezugsart
Molino Rivetti Pietro Via Roma 64 I–25030 Maclodio (BS) Italien www.ilpanedianna.it	Mehlmischungen für Brote, Pizza, Teigwaren, Kuchen u. v. m.	Versand. Vertrieb über D'amico Lorenz-Huber-Str. 13A 85540 Gronsdorf www.feinkost-glutenfrei.de
Pro Gusto Colonia GmbH Viehtrift 46 51147 Köln www.proceli.info	Teigwaren Haltbare Brote und Kleinbackwaren, Kuchen, Kekse, Cracker, Paniermehl, Tostabag – Toasttasche	Versand; Vertrieb u. a. über Globus Warenhäuser, SPAR, div. Reformhäuser
SHS Gesellschaft für klinische Ernährung Postfach 3061 74020 Heilbronn Tel.: 0130/85 77 71 E-Mail: info@shs-heilbronn.de	Mehlmischungen, Frischbrote, Gebäcke, Brotaufstriche, Teigwaren, Fertigmenüs	Apotheken, Reformhäuser, Versand
Spezialdiätbäckerei Poensgen Nothberger Str. 68 52249 Eschweiler Tel.: 0 24 03/2 00 15	Mehlmischungen, Frischbrote, Brötchen, Dauerbrote, Kuchen, Gebäcke, Teigwaren	Versand und Direktverkauf
Dr. Schär GmbH Winkelau 5 39014 Burgstall/Postal	haltbare Brote und Brötchen, Gebäcke, Mehlmischungen, Teigwaren, Kuchen	Reformhäuser, dm-Märkte
Schnitzer GmbH Marlener Str. 9 77656 Offenburg Tel.: 07 81/5 04 75 40 www.schnitzer-bio.de	Bio- und Vollkornbrote, Gebäcke, Teigwaren NoGrano-Produkte	Reformhäuser und Direktversand
Sibylle-Diät s. Haus Rabenhorst		Neuform-Reformhäuser
Toseno GmbH Am Neuländer Baggerteich 2 21079 Hamburg Tel.: 0 40/76 61 63 10	Mehlmischungen, Backzutaten, Bindemittel, Maiskleie	Versand

Fortsetzung Tabelle

Hersteller-Anschrift	Sortiment	Bezugsart
Werz Naturkornmühle Stäffeleswiesen 28/30 89522 Heidenheim Tel.: 07321/51018 www.vollwertcenter.de	glutenfreie Vollkornartikel: Backmischungen, Dauerbrote, Gebäcke, Teigwaren	Reformhäuser, Versand
Wiechert & Co. Alstertor 18 20095 Hamburg Tel.: 040/335087	Mehlmischungen, Müsli	Versand

Erklärung der Fachwörter

akut medizinische Bedeutung: rasch verlaufend, heftig einsetzend
Anämie Blutarmut, Bleichsucht
Antikörper vom Körper gebildete Abwehrstoffe im Blut; Schutzstoffe
apathisch teilnahmslos, ohne Reaktion auf Ansprache
Autoimmunerkrankung die Körperabwehr richtet sich gegen eigenes Gewebe
Biopsie Entnahme einer Gewebeprobe
chronisch anhaltend, andauernd
Deklaration Kennzeichnung
Depression seelische Störung, niedergeschlagene Stimmung
Diabetes mellitus Zuckerkrankheit
Diagnose Erkennen der Krankheit
Diarrhoe Durchfall
Diät eigentlich: angepasste Lebensweise; hier: bestimmte Ernährungsweise
Disaccharid Zweifachzucker; muss vor der Resorption gespalten werden
Duhring'sche Krankheit chronisch, in Schüben verlaufende Hauterkrankung, die oft auf Gluten reagiert
einheimische Sprue Zöliakie des Erwachsenen
Enteropathie Erkrankung des Darmes, speziell des Dünndarmes
Enzyme körpereigene Stoffe, die chemische Reaktionen im Körper auslösen und beschleunigen
essenziell lebensnotwendig, da vom Körper nicht selbst herstellbar
genetisch festgelegt vererblich
Gliadin Gluten aus Weizen
Gluten Klebereiweiß aus Getreide
gluteninduziert durch die Einwirkung von Gluten hervorgerufen
histologisch Histologie = Lehre von Körpergeweben
identisch ein und dasselbe
Immunsystem körpereigenes Abwehrsystem
Infektionserkrankung ansteckende Erkrankung die von Krankheitserregern (Bakterien oder Viren) ausgelöst wird
Intensität Heftigkeit, Stärke
Intoleranz medizinisch: Unverträglichkeit
Karzinom Krebs-Geschwulst
kollagene Fasern Bindegewebe, auch Narbengewebe
konstant beständig, unveränderlich
Krypten Zwischenräume, Vertiefungen zwischen den Darmzotten
Lactase milchzuckerspaltendes Enzym
Laktose Milchzucker
Malabsorption eingeschränkte Übernahme von Nährstoffen aus dem Darm ins Blut
Marsh-Kriterien Einteilung der Befunde an Gewebeproben einer Dünndarm-Biopsie
Nährstoff energieliefernder Nahrungsbestandteil
Osteoporose Knochenerkrankung durch Kalziummangel
Prolamine alkohollöslicher Teil von Getreideeiweiß
Psyche Seele
Pubertät Zeit der Entwicklung zur Geschlechtsreife
Resorption Übernahme der Nährstoffe vom Darm ins Blut
Sorbit Zuckeraustauschstoff
Sprue einheimische: Zöliakie des Erwachsenen
Sprue tropische: durch Viren ausgelöste Darmerkrankung
stationärer Aufenthalt Krankenhausaufenthalt über mehrere Tage
Steatorrhoe Fettstuhl, Fett im Kot
Substanz Stoff, Masse, Materie
Symptom Krankheitszeichen
Tetanie Muskelkrampf
Therapie Behandlung
Toleranz Verträglichkeit in gewissen Mengen
unspezifisch nicht einer bestimmten Krankheit zuzuordnen
Zentrifugieren mit hoher Geschwindigkeit schleudern
Zöliakie Erkrankung des menschlichen Dünndarmes, dauerhafte Unverträglichkeit von Gluten
Zotten Ausstülpungen der Darmschleimhaut zur Oberflächenvergrößerung
Zotten-Atrophie Schwund der Dünndarmzotten, flache Schleimhaut
Zyklus, weiblicher Zeit vom 1. Tag der Regelblutung bis einschließlich dem letzten Tag vor der nächsten

Stichwortverzeichnis

Bibliografische Information der Deutschen Bibliothek
Die Deutsche Bibliothek verzeichnet diese Publikation in der Deutschen Nationalbibliografie;
detaillierte bibliografische Daten sind im Internet über http://dnb.ddb.de abrufbar

Printed in Germany

Programmplanung: Uta Spieldiener

Redaktion: Dipl.-Biol. Anne Bleick

Umschlaggestaltung:
CYCLUS · Visuelle Kommunikation, Stuttgart

Bildnachweis:
Umschlagfotos: ZEFA
Fotos im Innenteil: S. 8 Andrea Hiller, S. 54 DZG, S. 66 Panasonic, S. 77 (Toaster) Petra Electric, alle anderen Fotos Archiv der Thieme Verlagsgruppe

Die abgebildeten Personen haben in keiner Weise etwas mit der Krankheit zu tun.

Zeichnungen: Martin Koch, Stuttgart

Gedruckt auf chlorfrei gebleichtem Papier

Satz: Fotosatz H. Buck, Kumhausen
gesetzt in QuarkXPress
Druck: AZ Druck und Datentechnik GmbH, Kempten

ISBN 978-3-8304-3314-9 2 3 4 5 6

Wichtiger Hinweis:
Wie jede Wissenschaft ist die Medizin ständigen Entwicklungen unterworfen. Forschung und klinische Erfahrung erweitern unsere Erkenntnisse, insbesondere was Behandlung und medikamentöse Therapie anbelangt. Soweit in diesem Werk eine Dosierung oder eine Applikation erwähnt wird, darf der Leser zwar darauf vertrauen, dass Autoren und Verlag große Sorgfalt darauf verwandt haben, dass diese Angabe dem Wissensstand bei Fertigstellung des Werkes entspricht.
Die Ratschläge und Empfehlungen dieses Buches wurden vom Autor und Verlag nach bestem Wissen und Gewissen erarbeitet und sorgfältig geprüft. Dennoch kann eine Garantie nicht übernommen werden. Eine Haftung des Autors, des Verlages oder seiner Beauftragten für Personen-, Sach- oder Vermögensschäden ist ausgeschlossen.

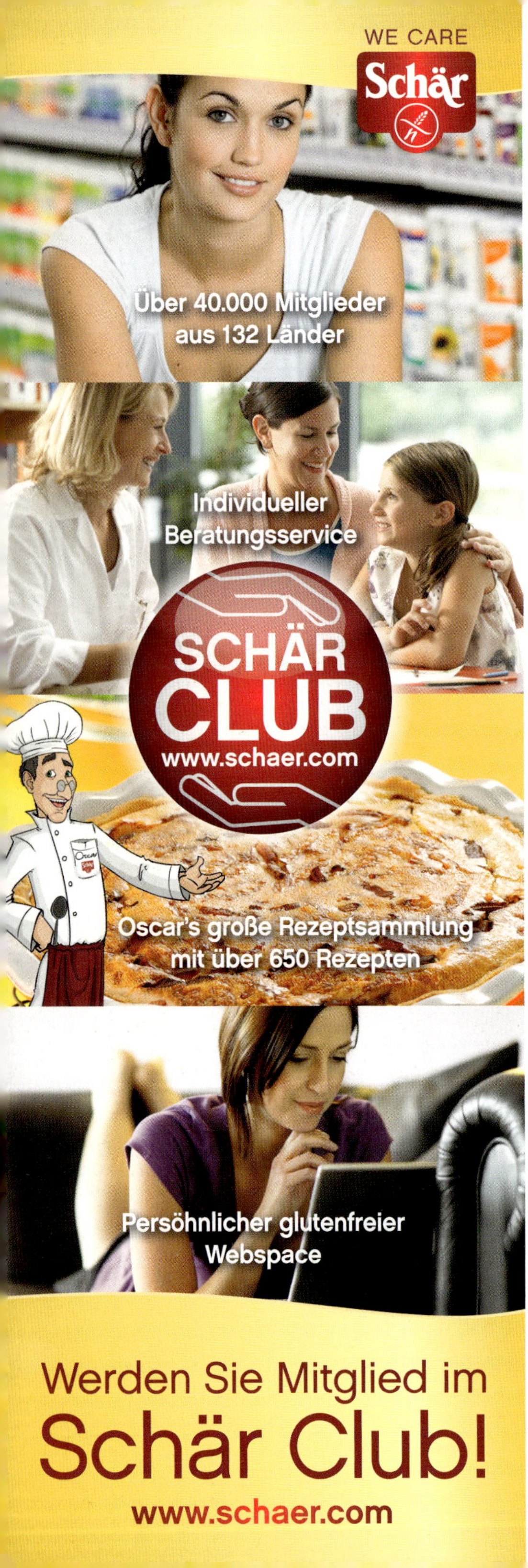
WE CARE
Schär
Über 40.000 Mitglieder
aus 132 Länder
Individueller
Beratungsservice
SCHÄR
CLUB
www.schaer.com
Oscar's große Rezeptsammlung
mit über 650 Rezepten
Persöhnlicher glutenfreier
Webspace
Werden Sie Mitglied im
Schär Club!
www.schaer.com